天然药物化学实验指导

主　编　张永红(福建医科大学)

编　者　(按姓氏笔画排列)

　　　　石冬梅(福建医科大学)

　　　　李　鹏(福建医科大学)

　　　　吴　莺(福建医科大学)

厦门大学出版社

图书在版编目(CIP)数据

天然药物化学实验指导/张永红主编. —厦门:厦门大学出版社,2013.12
ISBN 978-7-5615-4833-2

Ⅰ.①天… Ⅱ.①张… Ⅲ.①生药学-药物化学-化学实验-高等学校-教材
Ⅳ.①R284-33

中国版本图书馆 CIP 数据核字(2013)第 288808 号

厦门大学出版社出版发行

(地址:厦门市软件园二期望海路 39 号　邮编:361008)
http://www.xmupress.com
xmup @ xmupress.com

南平市武夷美彩印中心印刷

2013 年 12 月第 1 版　2013 年 12 月第 1 次印刷
开本:720×970　1/16　印张:8
字数:135 千字　印数:1~2 000 册
定价:19.00 元

本书如有印装质量问题请直接寄承印厂调换

前　言

天然药物化学是运用现代科学理论与技术研究天然药物中生物活性成分的一门科学，是药学专业学生必修的一门重要专业课。天然药物化学是一门实践性很强的学科，实践教学在天然药物化学中占据着重要的地位。为配合天然药物化学理论课的教学，帮助学生在掌握天然药物化学基本理论的同时，进一步理论联系实际，培养学生的动手能力以及创新能力，我们编写了这本实验指导书。

本实验指导是天然药物化学的实践课教材，全书分为十一章，第一章介绍实验室规则和一般常识，第二章至第四章系统地介绍了天然药物成分的提取技术、经典的提取分离方法、色谱分离法、预实验等内容，后七章按天然药物化学成分的结构类型分别编写。全书共选编20个实验。附录摘编了一些实验中的相关内容，如常用溶剂的回收及精制方法、常用干燥剂性能、薄层色谱常用显色剂等，以便于学生查阅。

本书主要适用于医药院校药学类专业或中药学专业本科生学习使用，也可以作为成人教育和自学考试的参考教材。

本书由张永红教授主编，具体章节编写分工如下：第一章、第二章、第三章、实验五、实验十三由李鹏编写，实验四、实验七由吴莺编写，实验九、实验十二由石冬梅编写，其余各部分由张永红负责编写。

由于编者水平有限，本书仍有不足之处，望各院校在使用过程中提出宝贵意见，以便进一步修订提高。

编者

2013年12月

目 录

| 第一章 | 实验室规则和一般常识 | 1 |

第二章　天然药物化学成分提取技术 …… 3
 一、溶剂提取法 …… 3
 二、水蒸气蒸馏法 …… 6
 三、升华法 …… 6

第三章　天然药物化学成分分离方法 …… 7
 一、萃取法 …… 7
 二、沉淀法 …… 8
 三、盐析法 …… 8
 四、透析法 …… 9
 五、分馏法 …… 9
 六、结晶法 …… 10
 七、色谱法 …… 11

第四章　薄层色谱与天然药物化学成分的预实验 …… 25
 实验一　薄层色谱（TLC） …… 25
 实验二　天然药物化学成分的系统预实验 …… 28

第五章　苯丙素类化合物 …… 35
 实验三　补骨脂素、异补骨脂素的提取、分离和鉴定 …… 35
 实验四　厚朴中厚朴酚等成分的提取、分离与鉴定 …… 39

第六章　醌类化合物 …… 42
 实验五　大黄中蒽醌类化合物的提取分离 …… 42
 实验六　大黄中游离蒽醌类成分的提取、分离与鉴定 …… 45
 实验七　虎杖中大黄素、大黄酚、大黄素甲醚的提取、分离与鉴定 …… 50

第七章　黄酮类化合物 ·· 54
　　实验八　芦丁的提取与鉴定 ·· 54
　　实验九　葛根中异黄酮的提取、分离和鉴定 ···················· 58

第八章　萜类和挥发油 ·· 61
　　实验十　烈香杜鹃挥发油的含量测定 ······························ 61
　　实验十一　丹皮酚的提取、分离和制剂鉴别 ···················· 63
　　实验十二　陈皮挥发油的提取与鉴定 ······························ 67

第九章　三萜及其苷类化合物 ·· 70
　　实验十三　甘草酸的提取 ·· 70
　　实验十四　女贞子中齐墩果酸的提取、分离与鉴定 ··········· 73

第十章　甾体及其苷类化合物 ·· 76
　　实验十五　薯蓣皂苷元的提取、精制和鉴定 ···················· 76
　　实验十六　黄花夹竹桃中强心苷类成分的提取、分离和鉴定 ········ 79

第十一章　生物碱 ·· 84
　　实验十七　从三棵针中提取、分离小檗碱与小檗胺 ··········· 84
　　实验十八　从洋金花中提取分离东莨菪碱和莨菪碱 ··········· 87
　　实验十九　黄连中盐酸小檗碱的提取、分离与鉴定 ··········· 91
　　实验二十　汉防己生物碱的提取、分离和鉴定 ················· 93

附　录 ··· 98
　　附录一　常用溶剂的回收及精制方法 ······························ 98
　　附录二　常用干燥剂性能 ·· 104
　　附录三　薄层色谱常用的显色剂 ··································· 108
　　附录四　常用试剂配制及显色方法 ································ 111

第一章 实验室规则和一般常识

一、实验规则

1. 严格遵守实验室各项规章制度,注意安全,爱护仪器,节约药品。
2. 实验前应认真预习,明确实验目的、方法、步骤和基本原理。
3. 实验过程中要操作规范,仔细观察,深入思考,做好原始记录。
4. 根据实验记录,应认真处理数据,分析问题,写出实验报告按时呈交指导老师,并需提交实验所得产品(标明产品名称、重量、实验组号及日期)。
5. 实验完毕,应整理好仪器、桌面等。值日生负责打扫卫生,离开实验室时,应关闭水、电、门、窗,以免发生安全事故。

二、实验室一般安全规则

1. 实验前应做好预习工作,熟悉每步具体操作中的安全注意事项,熟悉实验室及其周围的环境和水的开关、电闸及灭火器的位置。
2. 使用电器设备及各种分析仪器时,要弄清电路及操作规程,不要用湿的手、物接触电插销,谨防触电。实验后,应把连接电源的插销拔下。
3. 实验完毕后,应检查水、电源、煤气是否关严。值日生和最后离开实验室的工作人员都应负责再检查一遍,并把水和煤气的总开关关闭,关闭电闸。
4. 有机溶剂(如乙醚、乙醇、苯、丙酮等)易燃,使用时要远离火源,用后要盖紧瓶塞,置于阴凉处。加热、回流提取或回收溶剂时,必须在水浴上进行,切不可用直火加热,瓶内液体的量不能超过蒸馏瓶体积的2/3。
5. 回收溶剂时,应在加热前投入1～2粒沸石,每添加一次溶剂,应重新添加沸石,加热中途不得加入沸石,严防溶液发生暴沸或因恒沸而发生爆炸。若在加热过程中发现未放入沸石,应停止加热,待液体冷却后再加入。
6. 强酸、强碱(如硫酸、盐酸、氢氧化钠等)具强腐蚀性,勿洒在皮肤或衣物上,以免造成化学灼伤,强酸烟雾刺激呼吸道,使用时应倍加小心。
7. 绝不允许各种化学药品任意混合,也切勿把任何试剂或溶剂倒回储瓶,以免发生意外事故。残渣废物丢入废物缸内,用过的易燃有机溶剂不得倒入下水道,否则有燃烧爆炸的危险。

8. 试剂、药品、公用器具使用后应立即放回原处,注意不要调错试剂瓶塞或滴管,以免污染药品。

三、实验室灭火常识

实验室一旦发生火灾,应保持镇静,不要慌乱。首先要立即断绝火源,并立即移开附近的可燃物,防止火势扩大。

1. 锥形瓶内溶剂着火,只需用湿布盖熄。溶剂泼倒后着火,可用湿布、黄沙、麻袋或灭火器扑灭。不可用水冲,以免因水流而扩大燃烧面。

2. 衣服着火,切勿奔跑,应立即脱下衣服或用厚的外衣、麻袋包裹致熄,或赶快卧倒在地上滚灭,或打开附近的自来水开关用水冲淋熄灭。

3. 火势较大时,应根据具体情况采用灭火器灭火,常用的有以下两种:

(1)泡沫灭火器。使用时筒颠倒(碳酸氢钠和硫酸铝溶液作用,产生氢氧化铝和大量的二氧化碳泡沫),喷射起火处,泡沫就把燃烧的物体包住与空气隔绝,使火焰熄灭。主要扑灭汽油、苯等起火。

(2)二氧化碳灭火器。是实验室最常用的灭火器(其侧筒内装有压缩的液态二氧化碳),使用时打开开关即可灭火。主要用来扑灭有机物及电器设备等着火。

四、实验室一般伤害的救护

1. 玻璃划伤。在伤口上用双氧水消毒或涂抹红汞。
2. 烧烫伤。在伤口上涂抹甘油、硼酸或凡士林。
3. 酸碱腐伤。伤口处首先用大量清水冲洗。若为酸腐伤,再用5%的碳酸氢钠溶液或稀氨水洗;若为碱腐伤,再用1%醋酸溶液洗。最后均用水冲洗,再涂上油膏、凡士林。
4. 若是酸或碱液溅入眼内,应立即用水冲洗。若为酸液,再用1%碳酸氢钠溶液冲洗;若为碱液,则用1%硼酸溶液冲洗,最后均应用水冲洗。

上述各种伤害伤势较重者经急救后,应速送医院检查和治疗。

第二章　天然药物化学成分提取技术

植物体内化学成分较为复杂，往往含有大量的无效成分或杂质，而有效成分含量很少，多则百分之十几，少则百万分之几，甚至更少，且可能多种有效成分共存。提取就是用适当的溶剂或适当的方法将植物中的化学成分从植物组织中抽提出来的过程。在进行提取时，尽量设法使杂质不被提取出来，或在处理过程中尽可能地除去杂质，最后获得有效成分。用任何一种溶剂或任何一种方法提取而得到的提取液和提取物仍然是包含几种或多种化学成分的混合物，尚需进一步分离和精制。

一、溶剂提取法

(一)溶剂提取法的原理

溶剂提取法是根据天然药物中各种成分在溶剂中的溶解性质，选用对有效成分溶解度大，对无效成分或杂质溶解度小的溶剂，而将有效成分从天然药物组织内溶解出来的方法。当溶剂加到天然药物中时，溶剂由于扩散、渗透作用逐渐通过细胞壁透入细胞内，溶解了可溶性物质，而造成细胞内外的浓度差，于是细胞内的浓溶液不断向外扩散，溶剂又不断进入天然药物组织细胞中，直至细胞内外溶液浓度达到动态平衡时，将此饱和溶液滤出，继续多次加入新溶剂，就可以把所需要的成分近于完全溶出或大部分溶出。

(二)常用提取溶剂的性质

天然药物化学成分在溶剂中的溶解度直接与溶剂性质有关。溶剂可分为水、亲水性有机溶剂及亲脂性有机溶剂，被溶解的化学成分也有亲水性及亲脂性的不同。只要天然药物化学成分的亲水性和亲脂性与溶剂的此项性质相当，就会在其中有较大的溶解度，即所谓"相似相溶"的规律。这是选择适当溶剂自中草药中提取所需要成分的依据之一。

1. 水

水是一种强的极性溶剂。天然药物中的无机盐、糖类(单糖、低聚糖及淀粉、树胶、黏液质等)、鞣质、氨基酸、蛋白质、有机酸盐、可溶生物碱盐及极性大的苷类等都可用水进行提取。酸性水可使生物碱与酸生成盐类而溶出,碱性水可使有机酸、黄酮、蒽醌、内酯、香豆素以及酚类成分溶出。水作提取溶剂的优点是廉价、易得、无毒,适用范围广泛;缺点是专属性差,提取物杂质较多,过滤及浓缩较困难,提取液易霉变变质,不易保存。

2. 亲水性有机溶剂

与水能混溶的有机溶剂,如乙醇、甲醇、丙酮等,以乙醇最常用。乙醇的穿透力强,溶解性能比较好。亲水性的成分(除蛋白质、黏液质、果胶、淀粉和部分多糖等外)和亲脂性成分大多能在乙醇中溶解。根据被提取物质的性质,可以采用不同浓度的乙醇进行提取。用乙醇提取,可抑制酶的活性,提取液不易发霉变质,提取后仍可以回收利用,且毒性小,价格便宜,来源方便,因此用乙醇提取是最常用的方法之一。甲醇的性质和乙醇相似,沸点较低(64 ℃),但有毒性,使用时应注意。

3. 亲脂性有机溶剂

与水不能混溶的有机溶剂,如石油醚、苯、氯仿、乙醚、乙酸乙酯、二氯甲烷等。这些溶剂的选择性能强,不能或不容易提出亲水性杂质。但这类溶剂挥发性大,多易燃(氯仿除外),一般有毒,价格较贵,设备要求较高,且它们透入植物组织的能力较弱,往往需要长时间反复提取才能提取完全。如果药材中含有较多的水分,用这类溶剂就很难浸出其有效成分,因此,大量提取中草药原料时,直接应用这类溶剂有一定的局限性。

另外,选择溶剂还需注意以下四点:①溶剂对有效成分溶解度远大于对杂质的溶解度;②溶剂不能与天然药物的成分起化学变化;③溶剂要经济、易得,使用安全;④溶剂要便于回收。

(三)常用溶剂提取方法

用溶剂法提取常采用浸渍、渗漉、煎煮、回流提取及连续回流提取等操作方法。在选择时应根据天然药物所含化学成分的性质选择合理的提取方法。提取时,一般采用玻璃或搪瓷器皿。

1. 浸渍法

是在常温或低热(<80 ℃)条件下用适当的溶剂浸渍药材以溶出其中成分的方法。将药材的粗粉或碎块装入适当的容器中,加入适宜的溶剂(一般用水或稀醇),以浸没药料稍过量为度,时常振摇或搅拌,放置一段时间,滤出提取液,药渣另加新溶剂再浸渍。如此数次,合并提取液,浓缩即得提取物。适

用于有效成分遇热不稳定或含大量淀粉、树胶、果胶、黏液质的药材的提取。本法简单易行,但提取时间长,出膏率低。用水浸渍时,必要时应加适量防腐剂以防霉变。

2. 渗漉法

是将中草药粉末装在渗漉筒中,不断添加新溶剂,使其渗透过药材,自上而下从渗漉筒下部流出浸出液的方法。当溶剂渗进药粉溶出成分比重加大而向下移动时,上层的溶液或稀浸液便置换其位置,造成良好的浓度差,使扩散能较好地进行,故浸出效果优于浸渍法。但该法消耗溶剂量大,费时较长。该法也在常温下进行,因此也适用于遇热不稳定成分的提取。

3. 煎煮法

是在中药材中加入水后加热煮沸,将有效成分提取出来的方法。操作时将药材粉末或薄片装入适宜的容器中,加水浸没药粉,充分浸泡后,直火或蒸气加热至沸,保持微沸一定时间,滤出煎出液。药渣依法再煎煮数次,合并各次煎出液,过滤浓缩后即得提取物。此法简单但杂质溶出较多,且不宜用于含挥发性成分及有效成分遇热易分解的药材的提取。

4. 回流提取法

是用易挥发的有机溶剂加热回流提取药材成分的方法。需采用加热回流装置,以免溶剂挥发损失。小量提取时,一般将药材粗粉置于圆底烧瓶中,添加溶剂至烧瓶容积的 $1/2 \sim 2/3$ 处,接上冷凝装置,水浴回流数次。合并滤液,减压回收溶剂即得提取物。大量提取时,一般使用有蒸气加热隔层的提取罐。此法提取效率较冷浸法高,但溶剂消耗仍较大,操作也较麻烦,且含受热易破坏成分的药材不宜用此法。

5. 连续回流提取法

弥补了回流提取法中溶剂消耗量大,操作繁琐的缺点,实验室可采用索氏提取器来完成本法操作。该法所需溶剂量较少,提取也较完全,但提取成分受热时间长,对受热易分解的成分不宜采用此法。

6. 超声波提取法

超声提取法是采用超声波辅助提取溶剂进行提取的方法。超声波是一种弹性机械振动波,其传播的振动频率在弹性介质中高达 $20\ kHz$。由于超声波可产生高速、强烈的空化效应和搅拌作用,因此能破坏植物药材的细胞,使提取溶剂能渗透到药材的细胞中,从而加速药材中的有效成分溶解于溶媒中,提高有效成分的提取率。超声波提取不会改变有效成分的化学结构,并可缩短提取时间,提高提取效率,从而为重要成分的提取提供了一种快速、高产的提取方法。

二、水蒸气蒸馏法

水蒸气蒸馏法只适用于具有挥发性,能随水蒸气蒸馏而不被破坏,且难溶或不溶于水的成分的提取。该法主要用于挥发油的提取,也可用于某些小分子生物碱如麻黄碱、槟榔碱和某些小分子的酚性物如牡丹酚等的提取。此类成分沸点在 100 ℃ 以上,且在约 100 ℃ 时有一定蒸气压。当与水一起加热时,其蒸气压和水的蒸气压总和为一个大气压时,水蒸气将挥发性成分一并带出。馏出液往往分为油水两层,将油层分出即得挥发性成分,如馏出液不分层,则将馏出液经盐析并用低沸点溶剂(常用乙醚)将挥发性成分萃取出来,回收溶剂即得。

三、升华法

某些固体化学成分受热直接变成气态,遇冷后又凝固为固体的性质称为升华。天然药物中有些化学成分具有升华的性质,利用升华的方法可以将这些成分直接从药材粉末中提取出来。具有升华性的化学成分较少,仅见于少数单萜类、生物碱、游离羟基蒽醌、香豆素和有机酸类成分。

第三章 天然药物化学成分分离方法

天然药物化学成分经提取浓缩后,得到的仍是含有多种成分的混合物,需选用适当的方法将其中所含各种成分逐一分开,并把所得化合物加以精制纯化,这一过程称为分离。常用的分离和精制的方法有萃取法、沉淀法、盐析法、透析法、结晶法、分馏法和色谱分离法等。

一、萃取法

萃取是天然药物化学实验中用于分离纯化的常用操作。其原理是利用混合物中各成分在两种互不相溶的溶剂中分配系数的不同而达到分离。化合物在一定温度和压力下,溶解在两种互不相溶的溶剂里,达到平衡后,该化合物在两相中浓度之比是一常数,称为分配系数(K)。萃取时如果各成分在两相溶剂中分配系数相差越大,则分离效率越高。

(一)液—液萃取法

萃取时为两相液体,其中一相通常为水相,另一相为与水不相混溶的有机相。在分离时,可将提取得到的提取物加适量水稀释混悬后,再用极性由小到大的有机溶剂依次萃取,这样便将总提取物中各化学成分按极性由小到大分成若干个组分,是一种常用的部分分离方法。在水提取液中的有效成分是亲脂性物质,一般多用亲脂性有机溶剂如氯仿或乙醚进行两相萃取;如果有效成分是偏于亲水性的物质,则用弱亲脂性的溶剂萃取,如正丁醇等。

在进行液—液萃取时,水提取液的浓度最好在比重 1.1~1.2 之间,过稀则溶剂用量太大,影响操作。溶剂与水溶液应保持一定量的比例,第一次提取时,溶剂要多一些,一般为水提取液的 1/3,以后的用量可以少一些,一般为 1/4~1/6。一般萃取 3~4 次即可。另外,要尽量避免萃取过程中出现乳化现象。一旦乳化,可将乳化层分出,再用新溶剂萃取;或将乳化层抽滤,或将乳化层稍稍加热;或较长时间放置并不时旋转,令其自然分层。

(二)pH 梯度萃取法

pH 梯度萃取法是分离酸性、碱性、两性成分常用的手段。其原理是由于溶剂系统pH变化改变了化合物的存在状态(游离型或解离型),从而改变了它们在溶剂系统中的分配系数。如混合蒽醌苷元,由于结构中羧基、酚羟基的数目和位置不同,各自所呈酸性强弱不同,可使之溶于有机相(如乙醚),依次用5%碳酸氢钠、5%碳酸钠、1%氢氧化钠、5%氢氧化钠的水溶液萃取而达到分离的目的。分离碱性强弱不同的游离生物碱,可用pH由高至低的酸性缓冲溶液顺次萃取,使碱性由强到弱的生物碱分别萃取出来。

二、沉淀法

最常用的是铅盐法,可以用于除去杂质,也可以用于沉淀有效成分。醋酸铅及碱式醋酸铅在水及醇溶液中能与多种天然药物化学成分生成难溶的铅盐或络盐沉淀,故可利用这种性质使有效成分与杂质分离。中性醋酸铅可与酸性物质或某些酚性物质结合成不溶性铅盐。因此,可以沉淀有机酸、氨基酸、蛋白质、黏液质、鞣质、树脂、酸性皂苷、部分黄酮等。碱式醋酸铅沉淀范围更广,除了上述能被醋酸铅沉淀的物质外,还可沉淀某些苷类、糖类及一些生物碱等碱性物质。通常将中草药的水或醇提取液先加入醋酸铅浓溶液,静置后滤出沉淀,并将沉淀洗液并入滤液,于滤液中加碱式醋酸铅饱和溶液至不产生沉淀为止,这样就可得到醋酸铅沉淀物、碱式醋酸铅沉淀物及母液三部分。

然后将铅盐沉淀悬浮于新溶剂中,通以硫化氢气体,使分解并转为不溶性硫化铅而沉淀。含铅盐母液亦需先如法脱铅处理,再浓缩精制。硫化氢脱铅比较彻底,但溶液中可能存有多余的硫化氢,必须先通入空气或二氧化碳让气泡带出多余的硫化氢气体,以免在处理溶液时参与化学反应。新生态的硫化铅多为胶体沉淀,能吸附药液中的有效成分,要注意用溶剂处理回收。脱铅方法也可用硫酸、磷酸、硫酸钠、磷酸钠等除铅,但硫酸铅、磷酸铅在水中仍有一定的溶解度,除铅不彻底。用阳离子交换树脂脱铅快而彻底,但要注意药液中某些有效成分也可能被交换上去,同时脱铅树脂再生也较困难。

除了铅盐以外,还有其他物质,比如醋酸钾、氢氧化钡、氢氧化铜、氯化钙、石灰和苦味酸等也能和有机酸、苷类及氨基酸等生成不溶于水的重金属盐沉淀,从而与其他化合物分离。

三、盐析法

在中草药的水提液中加入无机盐(常用氯化钠、硫酸钠、硫酸铵等)饱和时,可使某些成分在水中的溶解度降低沉淀析出,而与水溶性大的杂质分离。

在三七的水提取液中加硫酸镁至饱和状态,三七皂苷乙即可沉淀析出。自黄藤中提取掌叶防己碱,自黄柏中提取小檗碱,自羊角拗中分离强心苷都是用氯化钠或硫酸铵盐析制备。有些成分如原白头翁素、麻黄碱、苦参碱等水溶性较大,在提取时,往往先在水提取液中加入一定量的食盐盐析,再用有机溶剂萃取。

四、透析法

利用小分子物质在溶液中能通过半透膜,而大分子物质不能通过半透膜的性质,达到分离的方法。例如分离和纯化皂苷、蛋白质、多肽、多糖等物质时,可用透析法以除去无机盐、单糖、双糖等杂质。反之,也可将大分子的杂质留在半透膜内,而将小分子的物质通过半透膜进入膜外溶液中,而加以分离精制。透析是否成功与透析膜的规格关系极大。透析膜的膜孔有大有小,要根据欲分离成分的具体情况而选择。透析膜有动物性膜、火棉胶膜、羊皮纸膜(硫酸纸膜)、蛋白质胶膜、玻璃纸膜等。通常多用市售的玻璃纸或动物性半透膜扎成袋状,外面用尼龙网袋加以保护,小心加入欲透析的样品溶液,悬挂在清水容器中。经常更换清水使透析膜内外溶液的浓度差加大,必要时适当加热,并加以搅拌,以利透析速度加快。为了加快透析速度,还可应用电透析法,即在半透膜旁边纯溶剂两端放置两个电极,接通电路,则透析膜中带有正电荷的成分如无机阳离子、生物碱等向阴极移动,而带负电荷的成分如无机阴离子、有机酸等则向阳极移动,中性化合物及高分子化合物则留在透析膜中。透析是否完全,需取透析膜内溶液进行定性反应检查。

五、分馏法

分馏法是用于分离液体混合物的一种方法,是利用液体混合物中各组分沸点的差别,经在分馏柱中多次反复蒸馏而达到分离。在天然药物化学研究中,分馏法常用于挥发油和一些液体生物碱的分离。

在分离液体混合物时,如液体混合物各成分沸点相差100 ℃以上,可将溶液重复蒸馏多次即可达到分离的目的。如相差25 ℃以下,则需采用分馏柱,沸点相差越小,则需要的分馏装置愈精细。若液体混合物能生成恒沸混合物,则达到恒沸点时,由于相互平衡的液体和蒸气的成分一致,只能得到恒沸化合物,因此不能继续用分馏法分离,必须用化学方法处理才能得到纯组分。用分馏法分离挥发油时,由于挥发油中各成分沸点较高,并且有些成分在受热时易发生化学变化,因而常常需在减压情况下进行操作。且由于挥发油成分较复杂,有些成分沸点相差小,用分馏法很难得到单体成分,但常常得到成分较简单的组分,然后配合其他分离方法如层析法便容易得到单体。

六、结晶法

化合物由非晶型经过一定的操作形成晶体的过程称为结晶。初析出的晶体往往不纯,将晶体溶解后,又重新从溶液中结晶的过程称为重结晶。结晶和重结晶是分离和精制固体化学成分最常用的方法,是利用混合物中各成分在某种溶剂或某种混合溶剂中的溶解度不同来达到分离的方法。结晶和重结晶没有本质上的区别,它们除了处理的原料有所区别外,操作原理和方法基本相同。结晶后的母液经处理又可分别得到第二批、第三批结晶,这种方法则称为分步结晶。结晶状化合物在反复重结晶过程中,结晶的析出总是越来越快,纯度也越来越高。分步结晶各部分所得结晶,其纯度往往有较大差异,获得的结晶常含一种以上的化学成分,在未检查前不要贸然混在一起。

结晶和重结晶包括以下几个主要步骤:

(1)溶解:将需要结晶处理的固体物质或粗晶溶解于沸腾或近于沸腾的适宜溶剂中。

(2)热滤:将溶解了样品的热溶液趁热过滤,以除去不溶性杂质。

(3)析晶:将滤液慢慢冷却放置,结晶析出。

(4)过滤:用抽滤法滤出结晶,必要时用适宜的溶剂洗涤结晶。

制备出结晶的关键是结晶溶剂的选择,选择时必须符合下面几个条件:①该溶剂与欲结晶的成分不发生化学反应。②溶剂的沸点不宜太高或太低,宜在30~150 ℃之间,溶剂沸点过低易挥发逸失,过高则不易将结晶表面附着的溶剂除去。③该溶剂对欲纯化的成分热时溶解度大,冷时溶解度小,而对杂质则冷热都不溶或冷热都易溶。④尽可能安全、价廉、易得。⑤能给出好的晶型。当然,理想的溶剂有时很难找到。寻找合适的溶剂一般要通过查阅文献资料,参考同类化合物的一般溶解性质和结晶条件,并且经小量摸索试验而确定。常用溶剂:常用的单一溶剂有水、甲醇、乙醇、丙酮、乙酸乙酯、氯仿、苯、石油醚等。常用的溶剂不能结晶时,有时可考虑一些不常用溶剂,如二氧六环、二甲亚砜、二甲基甲酰胺、吡啶等。常用的混合溶剂有乙醇—水、丙酮—水、乙醚—甲醇、苯—石油醚、乙醚—石油醚、氯仿—醇或醚等。

七、色谱法

色谱法是分离、提纯和鉴定有机化合物的重要方法,有着极其广泛的用途。

色谱法的基本原理是利用混合物中各组分在某一物质中的吸附或溶解性能(即分配)的不同,或其他亲和作用性能的差异,使混合物的溶液流经该物质时进行反复的吸附或分配等作用,从而将各组分分开。流动的混合物溶液称为流动相,固定的物质称为固定相(可以是固体或液体)。根据组分在固定相中的作用原理不同,可分为吸附色谱、分配色谱等。吸附色谱常用氧化铝和硅胶作固定相;分配色谱中以硅胶、硅藻土和纤维素作为支持剂,以吸收较大量的液体作固定相,而支持剂本身不起分离作用。根据操作条件不同,可分为薄层色谱、纸色谱、柱色谱、气相色谱及高效液相色谱等类型。本书主要介绍学生实验中常用的薄层色谱、柱色谱及高效液相色谱法。

(一)薄层色谱(Thin-Layer Chromatography,TLC)

薄层色谱法是一种将固定相(如硅胶)薄薄地均匀涂敷在底板(或棒)上,试样点在薄层一端,在展开罐内展开,由于各组分在薄层上的移动距离不同,形成互相分离的斑点,测定各斑点的位置及密度就可以完成对试样定性、定量分析的色谱法。薄层色谱法具有技术比较简单,操作容易,分析速度快,高分辨能力,结果直观,不需昂贵仪器设备就可以分离较复杂混合物等特点。适用于小量样品(几到几十微克,甚至 0.01 μg)的分离。薄层色谱是一种非常有用的跟踪反应的手段,在进行化学反应时,常利用薄层色谱观察原料斑点的逐步消失来判断反应是否完成。还可指导柱色谱分离中展开剂的选择,也可监视柱色谱分离状况和效果。

最常用的薄层色谱属于液—固吸附色谱,把吸附剂(如氧化铝、硅胶)和黏合剂(如煅石膏 $CaSO_4$、羧甲基纤维素钠等)均匀地铺在一块玻璃板上形成薄层,将分离样品滴加在薄层的一端,当利用毛细作用使流动相沿着吸附剂薄层(固定相)移动时,吸附剂借各种分子间力(包括范德华力和氢键)作用于混合物中各组分,各组分以不同的作用强度被吸附。被分离组分在固定相与流动相之间进行分配或吸附,经过反复无数次的分配平衡或吸附平衡,不同组分的极性化合物就会在薄层板上移动不同的距离。极性强的化合物与极性吸附剂结合比较牢固,在薄板上移动的距离比较短,而非极性的物质在薄层板上可移动较大的距离。化合物移动的距离大小用 R_f 值表示,是介于 0~1 之间的数值。它的定义为:

$$R_f = \frac{样品原点中心到斑点中心的距离}{样品原点中心到溶剂前沿的距离}$$

如图 3-1 所示，d 为点样点到溶剂前沿的距离，d_1 为点样点到斑点 1 的距离，d_2 为点样点到斑点 2 的距离。

薄层色谱常用的吸附剂或支持剂是硅胶或氧化铝。薄层色谱用的硅胶分为硅胶 H，不含黏合剂；硅胶 G，含煅石膏（作黏合剂）；硅胶 HF-254，含荧光物质，可在波长 254 nm 紫外光下观察荧光；硅胶 GF-254，含有煅石膏和荧光剂。薄层色谱用的氧化铝也分为氧化铝 G、氧化铝 GF254 及氧化铝 HF254。

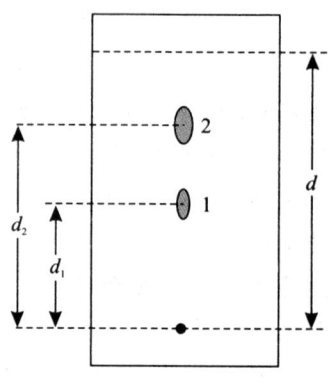

图 3-1　薄层色谱示意图

用以涂布薄层用的载板有玻璃板、铝箔及塑料板。对薄层板的要求是：需要有一定的机械强度及化学惰性，且厚度均匀，表面平整，因此玻璃板是最常用的。载板可以有不同规格，在使用前必须洗净，干燥备用。

薄层色谱技术包括制板、点样、展开、显色等。

1. 薄层板的制备

薄层板的薄层应尽可能均匀而且厚度要固定，厚度约为 0.25～1 mm。

制备薄层板，先将吸附剂搅拌成糊状，如称取约 3 g 硅胶 G，加入到 6～7 mL 0.5% 羧甲基纤维素钠水溶液中，调成均匀的糊状物，再用简单的平铺法或倾斜法将糊状物涂布在干净的载板上，制成薄层板。

(1) 平铺法：可将自制涂布器（如图 3-2）洗净，把干净的载玻片在涂布器中摆好，上下两边各夹一块比载玻片厚 0.25 mm 的玻璃板，在涂布器槽中倒入糊状物，将涂布器自左向右推，即可将糊状物均匀地涂在玻璃板上。

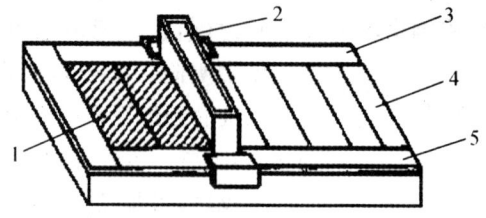

1. 吸附剂薄层；2. 涂布器；3. 玻璃夹板；4. 玻璃板；5. 玻璃夹板

图 3-2　薄层板涂布器

(2)倾斜法:如没有涂布器,则可将调好的糊状物倒在载玻片上,用药匙摊开后,用手摇晃并轻轻敲击玻板背面,使糊状物均匀铺开且表面均匀光滑。

涂好的薄层板室温水平放置晾干后,放入烘箱内加热活化,活化条件根据需要而定。硅胶板一般在烘箱中渐渐升温,维持 105~110 ℃ 活化 30 min。氧化铝板在 200~220 ℃ 烘 4 h 可得活性Ⅱ级的薄板,150~160 ℃ 烘 4 h 可得活性Ⅲ~Ⅳ级的薄板。薄层板的活性与含水量有关,其活性随含水量的增加而下降。注意硅胶板活化时温度不能过高,否则硅醇基会相互脱水而失活。活化后的薄层应放在干燥器内保存。

2. 点样

将样品溶于低沸点溶剂配成溶液,用内径小于 1 mm 管口平整的毛细管点样:用毛细管取样品溶液,在薄层板一端约 1.0 cm 处,垂直轻轻地接触到薄层上的吸附剂,样品溶液就可吸到薄层上。在薄层色谱中,样品太少,斑点不清楚,难以观察;样品量太多,往往出现斑点太大或拖尾现象,以至不易分开。样点直径一般以 2~4 mm 为宜。同一薄层上的样点直径应一致。另外,点样要轻,不可刺破薄层。

3. 展开

薄层板的展开需要在密闭的层析缸中进行。用来展开样品中各组分的溶剂(流动相)称为展开剂。先将一定量展开剂放入层析缸中,密闭,使缸内溶剂蒸气饱和 5~10 min。再将点好试样的薄层板样点一端朝下放入缸内(勿使点样原点浸入展开剂中),盖好缸盖,待展开剂前沿上升到原点上方 8~10 cm 时取出薄层板,放平,用铅笔标明溶剂前沿位置,电吹风(冷风)吹干溶剂。

4. 显色

展开的薄层板上化合物斑点本身有颜色时,可直接观察。若化合物本身无色,可在紫外灯下观察荧光,也可用显色剂显色。

(二)柱色谱法

柱色谱法是将固定相装在柱内,使样品随流动相沿一个方向移动而达到分离的方法。《中国药典》2010 年版二部附录ⅤC 收载的柱色谱法包括吸附柱色谱法和分配柱色谱法。柱色谱技术是天然药物化学实验最常用的分离技术,有操作简单,样品处理量大等优点,可以用于植物粗体物的初步分离,也可用于只含数种成分的精细分离。柱色谱适用于萜类、甾体、强心苷、苯丙素、黄酮、醌类、生物碱等各类化合物的分离。

1. 吸附柱色谱法

实验室最为常用的是吸附色谱,是利用色谱柱内吸附剂对于样品中各组分吸附能力的差异而达到分离目的的方法。

(1)柱色谱技术原理

吸附柱色谱通常在玻璃管中填入表面积很大经过活化的多孔性或粉状固体吸附剂。当待分离的混合物溶液流过吸附柱时,各种成分同时被吸附在柱的上端。当洗脱剂流下时,由于不同化合物吸附能力不同,往下洗脱的速度也不同,于是形成了不同层次,即溶质在柱中自上而下按对吸附剂的亲和力大小不同分别形成一段一段的层带。随着洗脱过程的进行从柱子底端流出,分别收集不同的层带,再将洗脱剂蒸发,就可以得到单一的纯净物质。

(2)吸附剂

选择合适的吸附剂作为固定相是吸附柱色谱法中的关键问题,选择得当,分离便能顺利进行。吸附剂的选择虽已积累了很多经验,但是具体实验时,还需要通过实验而定。

①对吸附剂的要求

a. 有大的表面积与足够的吸附能力。

b. 对不同的化学成分有不同的吸附平衡常数,能较好地把不同化学成分分离。

c. 与冲洗剂、溶剂及样品中各成分不起化学反应。

d. 在所用的溶剂及冲洗剂中不溶解。

e. 颗粒均匀,操作过程中不会碎裂。

②吸附剂的类别

a. 有机类。有淀粉、葡萄糖、聚酰胺、纤维素。

b. 无机类。常用的有氧化铝、硅胶、活性炭、碳酸钙、酸性白土等。

③吸附剂的处理

很多吸附剂可以不经过处理就直接应用,但是有的由于含有某些杂质以及吸附力较弱,需先加工处理,以得到合格的性能。首先可用过筛办法,取得颗粒大小比较均匀的部分。从分离性能讲,以细些的较好,但过细则液体流速减慢,操作时间很长,习惯多用100~200目的。粒度过细,分离性能好,但组分在流动相和固定相之间达到平衡耗时长,流速降低,操作时间延长,不利于实验进行。如采用加压装置进行柱色谱,可采用较细的粒度,比如300~400目的硅胶,可大大提高分离性能。

④吸附剂的选择

硅胶：层析用硅胶为一多孔性物质，分子中具有硅氧烷的交链结构，同时在颗粒表面又有很多硅醇基。硅胶吸附作用的强弱与硅醇基的含量多少有关。硅醇基能够通过氢键的形成而吸附水分，因此硅胶的吸附力随吸附的水分增加而降低。若吸水量超过17%，吸附力极弱不能用作吸附剂，但可作为分配层析中的支持剂。对硅胶的活化，当硅胶加热至100~110 ℃时，硅胶表面因氢键所吸附的水分即能被除去。当温度升高至500 ℃时，硅胶表面的硅醇基也能脱水缩合转变为硅氧烷键，从而丧失了因氢键吸附水分的活性，就不再有吸附剂的性质，虽用水处理亦不能恢复其吸附活性。所以，硅胶的活化不宜在较高温度进行（一般在170 ℃以上即有少量结合水失去）。

硅胶是一种酸性吸附剂，适用于中性或酸性成分的层析。同时硅胶又是一种弱酸性阳离子交换剂，其表面上的硅醇基能释放弱酸性的氢离子，当遇到较强的碱性化合物，则可因离子交换反应而吸附碱性化合物。

氧化铝：氧化铝可能带有碱性（因其中可混有碳酸钠等成分），对于分离一些碱性天然药物成分，如生物碱类的分离颇为理想。但是碱性氧化铝不宜用于醛、酮、酸、内酯等类型的化合物分离。因为有时碱性氧化铝可与上述成分发生次级反应，如异构化、氧化、消除反应等。除去氧化铝中弱碱性杂质可用水洗至中性，称为中性氧化铝。中性氧化铝仍属于碱性吸附剂的范畴，适用于酸性成分的分离。用稀硝酸或稀盐酸处理氧化铝，不仅可中和氧化铝中含有的碱性杂质，并可使氧化铝颗粒表面带有 NO_3^- 或 Cl^- 阴离子，从而具有离子交换剂的性质，适合于酸性成分的层析，这种氧化铝称为酸性氧化铝。供层析用的氧化铝，用于柱层析的，其粒度要求在100~160目之间。粒度大于100目，分离效果差；小于160目，溶剂流速太慢，易使谱带扩散。

活性炭：是使用较多的一种非极性吸附剂。一般需要先用稀盐酸洗涤，其次用乙醇洗，再以水洗净，于80 ℃干燥后即可供层析用。层析用的活性炭最好选用颗粒活性炭，若为活性炭细粉，则需加入适量硅藻土作为助滤剂一并装柱，以免流速太慢。活性炭主要用于分离水溶性成分，如氨基酸、糖类及某些苷。活性炭的吸附作用在水溶液中最强，在有机溶剂中则较弱，故水的洗脱能力最弱，而有机溶剂则较强。例如以醇—水进行洗脱时，则随乙醇浓度的递增而洗脱力增加。活性炭对芳香族化合物的吸附力大于脂肪族化合物，对大分子化合物的吸附力大于小分子化合物。利用这些吸附性的差别，可将水溶性芳香族物质与脂肪族物质分开，单糖与多糖分开，氨基酸与多肽分开。

(3) 溶剂与洗脱剂

习惯上把用以溶解样品的溶剂叫溶剂,而以后用来冲洗吸附柱的溶剂叫洗脱剂,两者常为同一物质,只是用途不同。当其用于薄层或纸层析时常称展开剂。

在选择溶剂和洗脱剂时,可根据被分离物质的极性和吸附剂的活性来考虑,但往往需要从实践中摸索决定。极性大的组分由于与极性大的冲洗剂亲和力强,常用极性大的冲洗剂冲洗从而与极性小的组分分离。同理,极性小的组分与极性小的冲洗剂亲和力较弱,在色谱冲洗过程中移动较快,从而与一些极性大的物质分离。

一般情况下,物质的极性及吸附剂的吸附性均已固定,所以主要问题是如何选择极性不同的流动相。常用的冲洗剂极性递增的次序是:石油醚,环己烷,四氯化碳,苯,乙醚,氯仿,乙酸乙酯,乙酸正丁酯,丙酮,乙醇,甲醇,水。

对于极性大的组分来说,极性溶剂的冲洗能力较非极性溶剂大,所以逐步增加冲洗剂的极性,可使吸附在吸附柱上的极性不同大小的化合物逐个被洗脱,达到分离的目的。这就是所谓的"梯度洗脱"。

(4) 操作方法

① 吸附剂的用量

被分离样品与吸附剂之比要根据被分离样品的组成以及是否易于分开加以决定。一般说来,吸附剂用量为被分离样品量的 30~50 倍。若被分离样品中各成分的性质很相似,则吸附剂用量就更大,可增至 100 倍或更多些。

② 层析柱

通常使用下端带有玻璃活塞的玻璃管来装柱,柱的直径与长度应有一定的比例,若柱粗而短则效果差,不易分离清楚;若柱过长而细,虽分离效果很好,但耗时太多。一般柱的内径与高度之比为 1:10~1:40。

③ 装柱

要求填装均匀,不能有气泡。若松紧不一样,则被分离物的移动速度不规则,影响分离效果。装柱时首先将层析柱垂直地固定于支架上(管下端放少许棉花或滤纸,再在上面加 5 mm 左右洗过的干燥的沙,以保持一个平整的表面,有助于分离的成分色层边缘整齐,加强分离效果),然后用下列两种常用方法装柱。

干法装柱时,先将柱竖直固定在铁支架上,关闭活塞。加入溶剂至柱容积的 3/4,打开活塞控制溶剂流速为 1 滴/秒,然后将所需量的吸附剂通过一支短颈玻璃漏斗慢慢加入柱中,同时,轻轻敲柱身使柱填充紧密。干法装柱的缺点是容易使柱中混有气泡。特别是使用硅胶为吸附剂时,最好不用干法装柱,因为硅胶在溶剂中有一溶胀过程,若采用干法装柱,硅胶会在柱中溶胀,往往留下缝隙和气泡,影响分离效果,甚至需要重新装柱。

湿法装柱时,将柱竖直固定在铁支架上,关闭活塞,加入选定的洗脱剂至柱容积的1/4,用一支干净的玻璃棒将少量玻璃毛(或脱脂棉)轻轻推入柱底狭窄部位,小心挤出其中的气泡,但不要压得太紧密,否则洗脱剂将流出太慢或根本流不出来。将准备好的白沙加入柱中,使在玻璃毛上均匀沉积成约 5 mm 厚的一层。将需要量的吸附剂置烧杯中,加淋洗剂浸润,溶胀并调成糊状。打开柱下活塞调节流出速度为 1 滴/秒,将调好的吸附剂在搅拌下自柱顶缓缓注入柱中,同时用套有橡皮管的玻璃棒轻轻敲击柱身,使吸附剂在淋洗剂中均匀沉降,形成均匀紧密的吸附剂柱。吸附剂最好一次加完,若分数次加,则会沉积为数层,各层交接处的吸附剂颗粒甚细,在分离时易被误认为是一个色层。全部吸附剂加完后,在吸附剂沉积面上盖一层白沙(如柱很小,也可不用白沙而盖上一张直径与柱内径相当的滤纸片),关闭活塞。在全部装柱过程及装完柱后,都需始终保持吸附剂上面有一段液柱,否则将会有空气进入吸附剂,在其中形成气泡而影响分离效果。如果发现柱中已经形成了气泡,应设法排除,若不能排除,则应倒出重装。

④上样

上样亦有干法、湿法两种。

湿法上样是将待分离物溶于尽可能少的溶剂中,如有不溶性杂质应当滤去。打开柱下活塞小心放出柱中液体至液面下降到滤纸片处,关闭活塞,将配好的溶液沿着柱内壁缓缓加入,切记勿冲动吸附剂,否则将造成吸附剂表面不平而影响分离效果。溶液加完后,小心开启柱下活塞,放出液体至溶液液面降至滤纸片时,关闭活塞,用少许溶剂冲洗柱内壁(同样不可冲动吸附剂),再放出液体至液面降到滤纸处,再次冲洗柱内壁,直至柱壁和柱顶溶剂没有颜色。加样操作的关键是要避免样品溶液被冲稀。在技术熟练的情况下,也可以不关下部活塞,在 1 滴/秒的恒定流速下连贯地完成上述操作。

干法上样是将待分离样品加少量低沸点溶剂溶解,再加入约 1~2 倍量吸附剂,拌和均匀后在通风橱中蒸发至干。揭去柱顶滤纸片,将吸附了样品的吸附剂平摊在柱内吸附剂的顶端,在上面加盖滤纸片或加盖一层白沙。干法加样易于掌握,不会造成样品溶液的冲稀,但不适合对热敏感的化合物。

⑤洗脱和接收

样品加入后即可用大量洗脱剂淋洗。随着流动相向下移动,混合物逐渐分成若干个不同的色带,继续洗脱,各色带间距离拉开,最终被一个个洗脱下来。当第一色带开始流出时,更换接收瓶,接收完毕再更换接收瓶,接收两色带间的空白带,并依此法分别接收各个色带。若后面的色带下行太慢,可依次使用几种极性逐渐增大的洗脱剂来洗脱。接收时常用的办法是等分接收,即事先准备十几个甚至几十个接收瓶,依次编出号码,各接收相同体积的流出液(相当于2%～5%的柱床体积),并各自在薄层板上点样展开,然后在薄层板上显色。具有相同 R_f 值的为同一组分,可以合并处理。也可能出现交叉带,若交叉带很少,可以弃之;若交叉带较多,或样品很贵重,可以将交叉部分再次做柱层析分离,直至完全分开。

整个操作过程必须注意不使吸附剂表面的溶剂流干,如若一旦柱面溶液干后再加溶剂也不能得到好的结果,因为此时会产生气泡或裂缝,影响分离,对此必须十分重视。为此应控制洗脱液流出的速度,不应太快,若流速过快,柱中交换来不及达到平衡因而影响分离效果。

由于吸附剂表面活性较大,有时会使某些成分破坏,所以应尽量在短时间内完成一个柱层析的分离。

2. 分配柱色谱

分配柱色谱法是利用混合物中各成分在两种不相混溶的液体之间的分布情况不同,而得到分离的一种方法。相当于连续逆流萃取分离法,所不同的是把其中一种溶剂固定在某一固体物质上。这种固体物质只是用来固定溶剂,本身没有吸附能力,称为"支持剂"或"担体",被支持剂吸附固定的溶剂称为固定相,用来冲洗柱子的溶剂称为流动相。在洗脱过程中,流动相流经支持剂时与固定相发生接触,由于样品中各成分在两相之间的分配系数不同,因而向下移动速度也不一样,易溶于流动相中的成分移动快,而在固定相中溶解度大的成分移动慢,从而得以分离。

(1)支持剂的选择

常用的支持剂有以下几种:

①含水硅胶。含水量在17%以上的硅胶已失去吸附作用,可作为分配层析的支持剂。硅胶吸收本身重量50%的水仍呈不显潮湿的粉末状。

②硅藻土。作为分配层析的支持剂很好,因为硅藻土可吸收其本身重量100%的水,而仍呈粉末状,几乎无吸附性能,且装柱容易。

第三章 天然药物化学成分分离方法

③纤维素。能吸收本身重量100%的水,仍呈粉末状。

(2)固定相的选择

如分离亲水性成分,用正相分配层析。在正相分配层析中,所用固定相一般为水及各种水溶液(酸、碱、盐、缓冲液、甲醇、甲酰胺等)。如分离亲脂性成分,则用反相分配层析。在反相分配层析中,所用固定相多为亲脂性强的有机溶剂,如硅油、液体石蜡等。

(3)流动相的选择

在正相分配层析中,流动相常选用石油醚、环己烷、苯、氯仿、醋酸乙酯、正丁醇、异戊醇等与水不相混溶(或很少混溶)的有机溶剂。洗脱时流动相的亲水性由弱到强逐渐增加。

在反相分配层析中,流动相常选用水、甲醇、乙醇等。洗脱时流动相的亲水性由强至弱渐减。

(4)操作方法

①装柱

先将选好的固定相溶剂和支持剂放在烧杯内搅拌均匀,在布氏漏斗上抽滤,除去多余的固定相后,再倒入选好的流动相溶剂中,剧烈搅拌,使两相互相饱和平衡,然后在层析柱中加入已用固定相溶剂饱和过的流动相,再将载有固定相的支持剂按吸附柱层析湿装法装入柱中。

②加样

样品量与支持剂量比是1∶100～1∶1000,加样量比吸附层析少。方法是将样品溶于少量流动相中,加于柱的顶端。如样品难溶于流动相,易溶于固定相,则用少量固定相溶解后,需用少量支持剂吸附,再装于柱顶。如样品在两相中溶解度均不大,则可溶于其他适宜的易挥发溶剂中,拌以干燥的支持剂,待溶剂挥尽后,按1∶0.5～1∶1(支持剂∶固定相)量加入固定相拌匀后上柱。

③洗脱

洗脱方法同吸附柱层析法,但必须注意的是用作流动相的溶剂一定要事先以固定相溶剂饱和,否则层析过程中大量的流动相通过支持剂时,就会把支持剂吸附的固定相逐渐溶解,破坏平衡,甚至最后只剩下支持剂,而达不到分离的目的。

(三)高效液相色谱法

高效液相色谱(High Performance Liquid Chromatography,HPLC)又称为高压液相色谱(High Pressure Liquid Chromatography)、高速液相色谱

(High Speed Liquid Chromatography)、高分离度液相色谱(High Resolution Liquid Chromatography)，是20世纪60年代末70年代初发展起来的一种新型分离分析技术，随着不断改进与发展，目前已成为应用极为广泛的化学分离分析的重要手段。它是在经典液相色谱和气相色谱的基础上发展起来的，在技术上采用了高压泵、高效固定相和高灵敏度检测器，具备速度快、效率高、灵敏度高、操作自动化的特点。

高效液相色谱法系采用高压输液泵将规定的流动相泵入装有填充剂的色谱柱，对供试品进行分离测定的色谱方法。注入的供试品由流动相带入柱内，各组分在柱内被分离，并依次进入检测器，由积分仪或数据处理系统记录和处理色谱信号。

1. 高效液相色谱法的分析原理

高效液相色谱法是在高压条件下溶质在固定相和流动相之间进行的一种连续多次交换的过程，它借溶质在两相间分配系数、亲和力、吸附力或分子大小不同引起排阻作用的差别使不同溶质得以分离。

2. 高效液相色谱法的特点

从分离原理上讲，高效液相色谱法和经典液相色谱法没有本质的差别，但由于它采用了新型高压输液泵、高灵敏度检测器和高效微粒固定相，因而使经典的液相色谱法焕发出新的活力。高效液相色谱法在分析速度、分离效能、检测灵敏度和操作自动化方面都达到了与气相色谱相媲美的程度，并保持了经典液相色谱法对样品适用范围广，可供选择的流动相种类多，便于制备色谱的优点。其优点概括如下：采用高效微粒固定相使色谱分离效能大大提高；采用新型高压输液泵使分离时间大大缩短；采用高灵敏度的检测器使仪器的检测灵敏度大大提高；由于HPLC具有高柱效，流动相可以控制和改善分离过程的特点，故其选择性高。

3. 高效液相色谱仪

高效液相色谱仪的主要部件有贮液罐、高压输液泵、进样器、色谱柱、检测器、记录仪和数据处理装置。其基本的工作流程是：贮液罐中的流动相被高压泵打入系统，样品溶液经进样器进入流动相，被流动相载入色谱柱内。由于样品溶液中的各组分在两相中具有不同的分配系数，在两相中作相对运动时，经过反复多次的吸附—解吸分配过程，各组分在移动速度上产生较大的差别，被分离成单个组分依次从柱内流出，通过检测器时，样品浓度被转换成电信号传送到记录仪，数据以图谱形式打印出来。

第三章 天然药物化学成分分离方法

(1)贮液罐

贮液罐的材料应耐腐蚀,可为玻璃、不锈钢或氟塑料。容积为 0.5~2.0 L。对凝胶色谱仪、制备型仪器,其容积应大些。贮液罐放置位置要高于泵体,以便保持一定的输液静压差。在使用过程中贮液罐应密闭,以防溶剂蒸发引起流动相组成的变化,还可防止空气中氧气和二氧化碳重新溶解于已脱气的流动相中。

(2)高压输液泵

高压输液泵可分为恒压泵和恒流泵。对高压输液泵的要求是:

①泵体材料能耐化学腐蚀。通常采用普通耐酸不锈钢或优质耐酸不锈钢。

②能在高压下连续工作。通常要求耐压 40~50 MPa/cm,能在 8~24 h 连续工作。

③输出流量范围宽。

④输出流量稳定,重复性高。

(3)色谱柱

反相色谱系统使用非极性填充剂,常用的色谱柱填充剂为化学键合硅胶,以十八烷基硅烷键合硅胶最为常用,辛基硅烷键合硅胶和其他类型的硅烷键合硅胶(如氰基键合硅烷和氨基键合硅烷等)也有使用。正相色谱系统使用极性填充剂,常用的填充剂有硅胶等。离子交换色谱系统使用离子交换填充剂;分子排阻色谱系统使用凝胶或高分子多孔微球等填充剂;对映异构体的分离通常使用手性填充剂。

填充剂的性能(如载体的形状、粒径、孔径、表面积、键合基团的表面覆盖度、含碳量和键合类型等)以及色谱柱的填充,直接影响供试品的保留行为和分离效果。分析分子量小于 2000 的化合物应选择孔径在 15 nm(1 nm = 10 Å)以下的填料,分析分子量大于 2000 的化合物则应选择孔径在 30 nm 以上的填料。

以硅胶为载体的键合固定相的使用温度通常不超过 40 ℃,为改善分离效果可适当提高色谱柱的使用温度,但不宜超过 60 ℃。

流动相的 pH 值应控制在 2~8。当 pH 大于 8 时,可使载体硅胶溶解;当 pH 小于 2 时,与硅胶相连的化学键合相易水解脱落。当色谱系统中需使用 pH 值大于 8 的流动相时,应选用耐碱的填充剂,如采用高纯硅胶为载体并具有高表面覆盖度的键合硅胶填充剂、包裹聚合物填充剂、有机—无机杂化填充剂或非硅胶基键合填充剂等;当需使用 pH 值小于 2 的流动相时,应选用耐酸的填充剂,如具有大体积侧链,能产生空间位阻保护作用的二异丙基或二异丁基取代十八烷基硅烷键合硅胶填充剂、有机—无机杂化填充剂等。

(4) 检测器

最常用的检测器为紫外检测器,包括二极管阵列检测器,其他常见的检测器有荧光检测器、示差折光检测器、蒸发光散射检测器、电化学检测器和质谱检测器等。

紫外、荧光、电化学检测器为选择性检测器,其响应值不仅与供试品溶液的浓度有关,还与化合物的结构有关;示差折光检测器和蒸发光散射检测器为通用型检测器,对所有的化合物均有响应;蒸发光散射检测器对结构类似的化合物,其响应值几乎仅与供试品的质量有关;二极管阵列检测器可以同时记录供试品的吸收光谱,故可用于供试品的光谱鉴定和色谱峰的纯度检查。

紫外、荧光、电化学和示差折光检测器的响应值与供试品溶液的浓度在一定范围内呈线性关系,但蒸发光散射检测器响应值与供试品溶液的浓度通常呈指数关系,故进行计算时,一般需经对数转换。

(5) 流动相

反相色谱系统的流动相首选甲醇—水系统(采用紫外末端波长检测时,首选乙腈—水系统),如经试用不适合时,再选用其他溶剂系统。应尽可能少用含有缓冲液的流动相,必须使用时,应尽可能选用含较低浓度缓冲液的流动相。由于 C_{18} 链在水相环境中不易保持伸展状态,故对以十八烷基硅烷键合硅胶为固定相的反相色谱系统,流动相中有机溶剂的比例通常应不低于 5%,否则 C_{18} 链的随机卷曲将导致组分保留值变化,造成色谱系统不稳定。

4. 色谱系统适用性试验

色谱系统的适用性试验通常包括理论板数、分离度、重复性和拖尾因子四个指标。其中,分离度和重复性尤为重要。

(1) 色谱柱的理论板数（n）

用于评价色谱柱的分离效能。由于不同物质在同一色谱柱上的色谱行为不同,采用理论板数作为衡量柱效能的指标时,应指明测定物质,一般为待测组分或内标物质的理论板数。

在规定的色谱条件下,注入供试品溶液或各品种项下规定的内标物质溶液,记录色谱图,量出供试品主成分峰或内标物质峰的保留时间 t_R（以分钟或长度计,下同,但应取相同单位)和峰宽(W)或半高峰宽($W_{h/2}$),按 $n=16(t_R/W)^2$ 或 $n=5.54(t_R/W_{h/2})^2$ 计算色谱柱的理论板数。

(2)分离度(R)

用于评价待测组分与相邻共存物或难分离物质之间的分离程度,是衡量色谱系统效能的关键指标。可以通过测定待测物质与已知杂质的分离度,也可以通过测定待测组分与某一添加的指标性成分(内标物质或其他难分离物质)的分离度,或将供试品或对照品用适当的方法降解,通过测定待测组分与某一降解产物的分离度,对色谱系统进行评价与控制。

无论是定性鉴别还是定量分析,均要求待测峰与其他峰、内标峰或特定的杂质对照峰之间有较好的分离度。除另外有规定外,待测组分与相邻共存物之间的分离度应大于1.5。分离度的计算公式为:

$$R=\frac{2(t_{R2}-t_{R1})}{W_1+W_2}$$

或

$$R=\frac{2(t_{R2}-t_{R1})}{1.70(W_{1,h/2}+W_{2,h/2})}$$

式中,t_{R2} 为相邻两峰中后一峰的保留时间;

t_{R1} 为相邻两峰中前一峰的保留时间;

W_1、W_2 及 $W_{1,h/2}$、$W_{2,h/2}$ 分别为此相邻两峰的峰宽及半高峰宽。

当对测定结果有异议时,色谱柱的理论板数(n)和分离度(R)均以峰宽(W)的计算结果为准。

(3)重复性

用于评价连续进样中,色谱系统响应值的重复性能。采用外标法时,通常取各品种项下的对照品溶液,连续进样5次,除另有规定外,其峰面积测量值的相对标准偏差应不大于2.0%;采用内标法时,通常配制相当于80%、100%和120%的对照品溶液,加入规定量的内标溶液,配成3种不同浓度的溶液,分别至少进样2次,计算平均校正因子。其相对标准偏差也应不大于2.0%。

(4)拖尾因子(T)

用于评价色谱峰的对称性。为保证分离效果和测量精度,应检查待测峰的拖尾因子是否符合各品种项下的规定。拖尾因子计算公式为:

$$T=\frac{W_{0.05h}}{2d_1}$$

式中,$W_{0.05h}$ 为0.05峰高处的峰宽;

d_1 为峰极大至峰前沿之间的距离。

除另有规定外,峰高法定量时 T 应在 0.95~1.05 之间。

峰面积法测定时,若拖尾严重,将影响峰面积的准确测量。必要时,应在各品种项下对拖尾因子作出规定。

5. 高效液相色谱定量分析方法

(1)内标法

按各品种项下的规定,精密称(量)取对照品和内标物质,分别配成溶液,各精密量取适量,混合配成校正因子测定用的对照溶液。取一定量注入仪器,记录色谱图。测量对照品和内标物质的峰面积或峰高,按下式计算校正因子:

$$校正因子(f) = \frac{A_s/c_s}{A_r/c_r}$$

式中,A_s 为内标物质的峰面积或峰高;

A_r 为对照品的峰面积或峰高;

c_s 为内标物质的浓度;

c_r 为对照品的浓度。

再取各品种项下含有内标物质的供试品溶液,注入仪器,记录色谱图,测量供试品中待测成分和内标物质的峰面积或峰高,按下式计算含量:

$$含量(c_x) = f \times \frac{A_x}{A_{s内}/c_{s内}}$$

式中,A_x 为供试品(或其杂质)峰面积或峰高;

c_x 为供试品(或其杂质)的浓度;

$A_{s内}$ 为内标物质的峰面积或峰高;

$c_{s内}$ 为内标物质的浓度;

f 为较正因子。

采用内标法,可避免因样品前处理及进样体积误差对测定结果的影响。

(2)外标法

按各品种项下的规定,精密称(量)取对照品和供试品,配制成溶液,分别精密取一定量,注入仪器,记录色谱图,测量对照品溶液和供试品溶液中待测成分的峰面积(或峰高),按下式计算含量:

$$含量(c_x) = c_r(A_x/A_r)$$

式中各符号意义同上。

由于微量注射器不易精确控制进样量,当采用外标法测定供试品中成分或杂质含量时,以定量环或自动进样器进样为好。

第四章 薄层色谱与天然药物化学成分的预实验

实验一 薄层色谱(TLC)

薄层色谱是色谱法中应用最普遍的方法之一,具有分离速度快、效率高等特点,适用于微量样品的分离鉴定,在天然药物化学成分的研究中得到了越来越广泛的应用和发展。

一、实验目的

1. 学习并掌握薄层板的制备和使用方法。
2. 了解薄层色谱的原理及应用范围。

二、实验原理

薄层色谱是把吸附剂(或载体)均匀地铺在一块玻璃板或塑料板上形成薄层,在此薄板上进行色谱分离,按分离机制可分为吸附色谱、分配色谱、离子交换色谱和凝胶过滤色谱等。

薄层色谱多数情况是一种吸附层析,利用吸附剂对化合物吸附能力的不同而达到分离,吸附剂吸附能力的大小与化合物极性大小有关。化合物极性大,被吸附剂吸附得牢,R_f 值小;反之,化合物极性小,R_f 值大。一个化合物在某种吸附剂上 R_f 值的大小主要取决于展开剂的极性大小,即展开剂极性大,化合物 R_f 值大;展开剂极性小,化合物 R_f 值小。

薄层板根据在制备过程中是干法制板还是湿法制板分为两种,干法制板为软板,湿法制板为硬板。

三、实验内容

(一)薄层板的制备

1. 干法

取 150～200 目色谱用中性氧化铝适量,散布在玻璃板上,用一根推棒匀速地从一端向另一端推进,使吸附剂均匀地在玻璃板上铺成一薄层(如图 4-1 所示),即可使用。薄层的厚度取决于推棒下层塑料圈的厚度,一般以 0.25 mm 为宜。

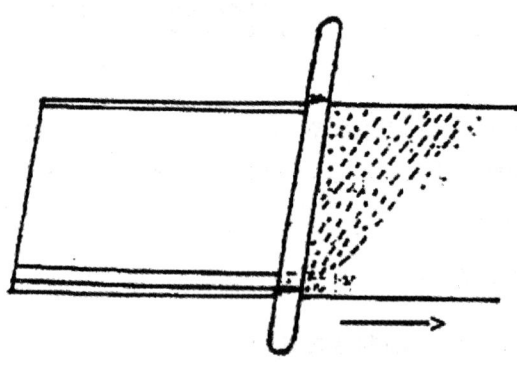

图 4-1　干法铺板方法

2. 湿法

(1)硅胶 G 薄层板的制备:称取硅胶 G 12 g,加蒸馏水 34 mL,充分搅拌成糊状后,迅速分倒在四块 5 cm×20 cm 的玻璃板上,铺匀,水平放置,待室温阴干后 110 ℃活化 1 小时,备用。

(2)硅胶 CMC-Na 薄层板的制备:称取 CMC-Na(羧甲基纤维素钠)0.1 g,加 1 mL 酒精湿润后,溶于 17 mL 蒸馏水中。立即用力振摇、搅拌(如不溶可加热),全部溶解后,加入过 200 目筛的层析用硅胶 5 g,搅拌成糊状,均匀地铺在两块 5 cm×20 cm 的玻璃板上,水平放置,室温阴干后,于 110 ℃活化 1 小时,备用。

(二)薄层色谱

1. 制板

取 150～200 目层析用氧化铝按上述干法制成薄层板(5 cm×20 cm)一块。

2. 点样

取管口平整的毛细管三支分别吸东莨菪碱、莨菪碱及二者混合的氯仿溶液,点在上述制好的薄层板上。点的直径一般为 2~3 mm,点与点之间的距离一般为 1.5 cm 左右,样品点在离薄层一端 2 cm 左右的起始线上,离板边约有 1 cm 的距离。

3. 展开

点样完毕,待溶剂挥干后,用氯仿:丙酮:无水乙醇为 8:2:0.5 的展开剂上行展开。其方法是将薄层板斜放在盛有展开剂的层析槽内,薄板上端有塑料盖垫起使其与液面成 15°左右的夹角,点有样品的一端浸入溶剂中,深达 0.5 cm 左右,切勿使溶剂浸没原点。盖好层析槽盖,当溶剂前沿到达板的另一端 1 cm 左右时,即可取出薄层板,标出溶剂前沿位置。

4. 显色

取出的薄层板,立即喷洒改良碘化铋钾试剂,使其显色,计算 R_f 值。

$$R_f = \frac{\text{起始线到样品斑点中心距离}}{\text{起始线到溶剂前沿距离}}$$

四、实验说明及注意事项

1. 制薄层板用的玻璃应干燥、清洁。
2. 干法制板时,推捧用力要均匀,中间不要停顿,否则薄层厚度不均匀。
3. 点样时,样品浓度不要太大,点样量也不要太多,否则斑点拖尾。若样品浓度太小,可待第一次点样溶剂挥干后再第二次点样。
4. 薄层板放于层析槽时,注意切不可将原点浸入溶剂中。
5. 层析后的薄层板,取出立即喷洒显色剂,否则溶液挥干后喷显色剂会吹散吸附剂。但湿法制的硬板就不必如此。
6. 湿法制的硬板活化的温度和时间可依需要调整,一般检识水溶性成分或一些极性大的成分所用的薄层板只在空气中自然干燥即可使用。

五、思考题

1. 吸附剂的活性与吸附性强弱有何关系?
2. 什么是 R_f 值?影响 R_f 值的因素有哪些?

六、参考文献

1. 徐任生,陈仲良. 中草药有效成分提取与分离. 上海:上海科学技术出

版社,1989

2. 中国医学科学院药物研究所. 薄层层析及其在中草药分析中的应用. 北京:科学出版社,1978

实验二　天然药物化学成分的系统预实验

天然药物中含有较多的化学成分,在提取分离其有效成分之前,一般先通过成分的系统预试,初步了解天然药物中可能含有的化学成分类型,为提取分离方法的设计提供理论和实验依据。

一、目的要求

1. 学习和掌握天然药物化学成分预实验的方法及步骤。
2. 能根据预实验的结果初步判断出预试样品中所含的化学成分类型。

二、基本原理

根据天然药物中的各类成分在各种不同极性溶剂中的溶解性能的不同,利用极性不同的溶剂将它们分别提取出来,然后利用相应的显色反应或沉淀反应对天然药物中的各类成分进行较为全面的检查。

预实验主要有两类方法:一类是单项实验法,即根据工作需要,有重点地检查其某类成分;另一类是系统预试法,即对中草药中各类成分进行比较全面的定性检查。

系统预试方法很多,常采用的为递增极性溶剂法,就是根据中草药成分亲脂性强弱,选用各种极性不同的溶剂,依次进行提取,使其分为若干部分,并按其可能存在的成分选择适当的鉴别反应,最后作出较合理的判断。如将中草药原料依次用石油醚、乙醚、乙醇、水等溶剂进行提取,化学成分依亲脂性强弱依次被提取出来,或者先用甲醇、丙酮等弱亲脂性溶剂提出绝大多数成分,然后用酸性水溶液温浸提出多糖、蛋白质等,总提取物再进一步用溶剂提取,分出酸性、碱性、中性成分,水蒸气蒸馏分出挥发性成分。本实验就采用后一种方法。

第四章 薄层色谱与天然药物化学成分的预实验

三、实验内容

（一）查阅资料

根据所给样品课外进行。

（二）初步分离

1. 称取生药粗粉 6 g(干)或 12 g(鲜)，加丙酮 60 mL 回流 40 min，过滤，再以 40 mL 丙酮回流提取一次，合并滤液，分出 1/6 浓缩后作为部分Ⅰ。

2. 丙酮浸过的残渣用 25 mL 2％醋酸温浸 30 min，过滤，滤液与经浓缩的 5/6 丙酮提取液合并，以 1∶1 乙醚—氯仿液 15 mL，10 mL×2 萃取 3 次，分成乙醚—氯仿液部分和酸水母液部分。

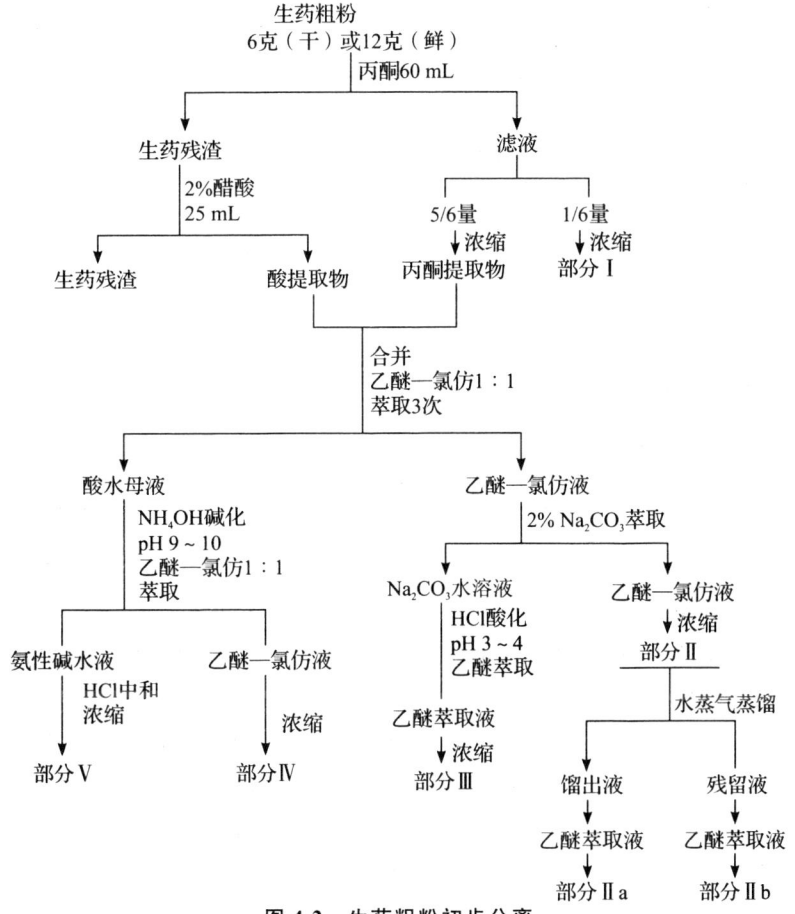

图 4-2　生药粗粉初步分离

3. 乙醚—氯仿液以 2% Na_2CO_3 液 20 mL 萃取 2 次,此乙醚—氯仿液浓缩得部分Ⅱ。

(1)部分Ⅱ进行水蒸气蒸馏,收集馏出液约 50 mL,以乙醚萃取 2 次(每次用 15 mL),乙醚萃取液经脱水浓缩得部分Ⅱa。

(2)残留液同样用乙醚萃取 2 次(每次 15 mL),醚液经脱水浓缩后得部分Ⅱb。

4. Na_2CO_3 水溶液加盐酸酸化至 pH 3~4,用乙醚萃取 2 次(每次 20 mL),醚液经脱水浓缩得部分Ⅲ。

5. 2 项上的酸水母液,加氨水碱化至 pH 9~10,再用 1∶1 乙醚—氯仿液 10 mL 萃取 2 次,有机部分经脱水浓缩得部分Ⅳ。氨性水部分加盐酸中和后,浓缩得部分Ⅴ。

部分	所 含 部 分	实验项目
Ⅰ	总提取物	
Ⅱa	中性挥发性成分——挥发油(低分子萜类和非萜芳香性物质)、小分子蒽醌及香豆素类	(1)(2)(3)(4)(5)(6)(7)(8)
Ⅱb	中性不挥发成分——油脂、蜡、甾体和高分子萜类,各类中性苷元,低极性的中性成分,酸性较弱的酚类	(1)(15)(4)(6)(7)(8)(9)(20)
Ⅲ	酸性成分——有机酸、酸性较强的酚类	(18)(19)(20)
Ⅳ	碱性成分——有机碱、其他胺类	
Ⅴ	水溶性成分——糖类、蛋白质、氨基酸、苷类、皂苷、鞣质、季胺生物碱,以及其他水溶性高分子化合物	(12)(13)(31)(14)(20)(24)~(27)

(三)各类成分的鉴定

1. 挥发油和油脂

(1)油斑试验:将试液滴于滤纸上,能自然挥发或加热后挥发者可能为挥发油。如果出现持久性的透明斑点,可能为油脂。

(2)香草醛浓 HCl 试验:将试液滴于滤纸上,喷洒试剂,如显紫、蓝、黄、红色可能含挥发油。(对某些酚类、萜类、甾体等皆可显色)

(3)丙烯醛试验:将试液 3 滴和倍量无水硫酸钠固体置于试管中,直火加热,甘油和甘油酯类能生成有刺激臭味的丙烯醛。(可用斐林试剂检查)

2. 蒽醌类

(4)碱液试验(Bornträgers 反应):取试液 1 mL 加 1% NaOH 溶液 1 mL,即呈红—红紫色,亦有呈蓝色者,表示可能有羟基蒽醌。

(5)醋酸镁试验:取试液 0.5 mL,加入试剂 2~3 滴,若有羟基蒽醌类,则会出现橙、蓝、紫等。颜色随羟基数目、位置而定。

3. 香豆素

(6)荧光试验:羟基香豆素类的极稀水溶液发生蓝色荧光,加氨后呈黄色荧光。

(7)异羟肟酸铁反应:取 1 mol·L^{-1} 盐酸羟胺甲醇液 0.5 mL 置于小试管中,加试液数滴,加 2 mol·L^{-1} 氢氧化钾甲醇液使溶液呈碱性,在水浴上煮沸 2 min,冷却后滴加 5% HCl 使溶液呈酸性,加 1% FeCl$_3$ 溶液 1~2 滴,若出现紫红色,表示有香豆素或其他酯类、内酯化合物。

(8)取试品的乙醇液 2 mL,加 1% NaOH 1 mL,于沸水浴上加热 10 min(若有沉淀过滤除去),于澄明液中加 2% HCl 酸化后,溶液变混浊,为内酯、香豆素类反应。注:可同时取醇浸液 2 mL,不加试剂对照观察。

4. 黄酮类

(9)盐酸镁粉反应:试品的乙醇溶液中加入浓盐酸 5 滴及少量镁粉,在沸水浴上加热 1~2 min,如呈现红色,表明含有游离黄酮类化合物,如不加镁粉即加浓盐酸即显红色者,可能为花青素。

注:多数黄酮醇、二氢黄酮、二氢黄酮醇显橙色—紫红,黄酮苷及黄酮醇苷反应不明显,查耳酮、橙酮及儿茶素类无反应。

(10)铝盐络合反应:取试样甲醇液 0.5 mL,滴加 1% AlCl$_3$ 甲醇溶液,呈深黄色,放置后出现黄色荧光者为 3,5 位游离羧基或邻二羟基黄酮类。

(11)氨熏试验:将滴有试液的滤纸加上一滴氨水,立即置紫外灯下观察,有极明显的黄色荧光斑点。

5. 糖、低聚糖和苷类

(12)Molish 反应:取供试液 1 mL 加 10% α-萘酚 1~2 滴,振摇,倾斜试管,沿管壁加入浓硫酸 1 mL,界面出现紫红色环,表示含糖苷类。

(13)斐林反应:取试品水溶液 1~2 mL,加入碱性酒石酸铜试剂 1 mL,沸水浴上加热 2~3 min,产生棕红或砖红色沉淀(氧化亚铜),表示含还原糖。

试液与 10% 硫酸煮沸 5~10 min,冷后以 NaOH 中和,再加斐林试剂 1 mL,沸水浴加热 2~3 min,产生的沉淀比水解前多,表示含多糖和苷。

6. 甾体、三萜皂苷

(14)皂苷泡沫试验:取试品的中性或弱碱性热水溶液 2 mL,用力振摇 1 min,如产生多量泡沫,放置 10 min 后泡沫没有显著消失即表明含有皂苷成分。

(15)浓硫酸醋酐反应(Liebermann-Burchard 反应)

取试品少许置白瓷板上,加入醋酐 2～3 滴,沿白瓷板加入一微滴(用毛细管加入)浓硫酸,交界面出现红色,渐变为紫—蓝—绿色等,最后褪色。(三萜皂苷最后变蓝,甾体皂苷最后变绿色)

(16)氯仿—浓硫酸试验(Salkowski 反应)

将 2 mL 试品的氯仿液置于试管中,沿管壁滴加浓硫酸 2 mL,氯仿层出现红色,硫酸层有绿色荧光。(如试品不是氯仿溶液,则需将其蒸干,再加 2 mL 氯仿溶解)

注:如泡沫反应明显,里伯曼反应红色不明显,可取糖、多糖及苷的水解液置分液漏斗中,加等量乙醚振摇提取,分出乙醚液,加无水硫酸钠少量脱水,挥去乙醚,再做里伯曼反应。

7. 有机酸

(17)pH 试纸检查(pH 3 以下可能含有机酸)。

(18)取试液少许加 5% $AgNO_3$ 试剂,出现白色沉淀(在毛细管中做)。

(19)溴酚蓝试验:将试液滴于滤纸上,喷洒 0.1% 溴酚蓝的乙醇液立即在蓝色背景上显黄色斑。

8. 酚类与鞣质

(20)三氯化铁试验:取中性或酸性液 3 滴置试管中,加 1% $FeCl_3$ 溶液 1 滴,出现蓝、绿、紫色,表明可能含有酚类或鞣质(必要时可加热)。

(21)明胶沉淀试验:取供试品水溶液,过滤,加入明胶试液 1～2 滴,出现混浊或白色沉淀可能有鞣质。

(22)取试液 1 mL,加 0.1% 盐酸小檗碱溶液 2～3 滴,如变混浊有沉淀表明可能有鞣质。

(23)于滤纸上滴加试液,用三氯化铁—铁氰化钾试剂喷洒,有明显蓝色,表明有酚类存在。

9. 生物碱

(24)试品酸性水溶液加碘化铋钾试剂产生棕色沉淀或混浊为阳性反应。

(25)试品酸性水溶液,加碘—碘化钾试剂产生橙红色沉淀或混浊为阳性反应。

(26) 试品中性水溶液与苦味酸试剂作用产生黄色沉淀或混浊为阳性反应。

(27) 试品酸性水溶液加磷钨酸试剂产生白色沉淀或混浊为阳性反应。

10. 强心苷

(28) 亚硝酰铁氰化钠反应(Legal 反应)：将试品溶于 2~3 滴吡啶中，加入 0.3% 亚硝酰铁氰化钠溶液 1~2 滴，再滴加 10% NaOH 溶液呈红色，渐渐消退。

(29) 3,5-二硝基苯甲酸试验(Kedde 反应)：将试品少许加乙醇数滴溶解，加入 Kedde 试剂，呈紫色。

注：(28)、(29) 为五元不饱和内酯环反应。

(30) 三氯化铁—冰醋酸反应(Keller-Kiliani 反应)

取试液 1 mL 加 0.5% $FeCl_3$ 及醋酸溶液 1 mL，沿管壁滴加 H_2SO_4 1 mL，两液面间出现棕色环(或其他颜色)，冰醋酸层呈绿色至蓝色。

(2-去氧糖反应，杂质多时不明显，最好分离纯化后再做)

注：甾体母核反应见(15)、(16)。

11. 蛋白质、多肽及氨基酸

(31) 双缩脲(Biuret)试验：取试样 0.5 mL，加入 1% NaOH 溶液 1~2 滴，滴加 0.5% $CuSO_4$ 试液 2 滴，摇匀，出现紫色或红紫色表明含多肽或蛋白质。

(32) 茚三酮(Ninhydrin)试验：取试液 0.5 mL，加入试剂 1~2 滴，摇匀，在沸水浴上加热数分钟，应出现蓝色、紫色或红紫色，或将试液滴于滤纸上，烤干，喷洒试剂，再于 100 ℃ 加热，2~5 min 呈色亦可。

四、实验说明及注意事项

预实验的结果通常只能提供可能含有哪些化合物，根据提供的材料可进行提取和分离方法的设计，提得的成分需经过进一步的分析和鉴定，才能作出是何种化合物的判断结论。

五、思考题

1. 如何才能提高预实验的准确性？
2. 中药化学成分预实验有何意义？在判断预实验结果时应注意哪些问题？

六、参考文献

1. 吴立军编著.天然药物化学.第六版.北京:人民卫生出版社,2011
2. 中华人民共和国卫生部药典委员会编.中华人民共和国药典(一部).北京:化学工业出版社,2005

第五章　苯丙素类化合物

实验三　补骨脂素、异补骨脂素的提取、分离和鉴定

补骨脂为豆科植物补骨脂(*Psoralea corylifolia* L.)的干燥成熟果实,具有补肾助阳、温中止泻之功效,主治肾虚阳痿、遗精遗尿及腰膝冷痛、小便频数,外用治白癜风。补骨脂中含有数种香豆素和黄酮类成分,主要有补骨脂素、异补骨脂素、补骨脂双氢黄酮(补骨脂甲素)、异补骨脂查耳酮(补骨脂乙素)、补骨脂次素等。药理研究证明,补骨脂甲素有明显扩冠作用,补骨脂素及异补骨脂素是具吸收紫外线性质的光敏性物质,因此是抗白癜风的有效成分,制剂有祛白素、补骨脂注射液、复方补骨脂酊等。

一、补骨脂中主要成分的物理性质

(一)补骨脂素(psoralen)

分子式 $C_{11}H_6O_3$,无色针状结晶(乙醇),熔点 189~190 ℃。溶于乙醇、苯、氯仿、丙酮,微溶于水、乙醚和石油醚。UVλ_{max}(lgε):242sh(4.38),247(4.40),291(4.03),330(3.80)。IRν_{max}(cm^{-1}):1710,1630,1575,1259。

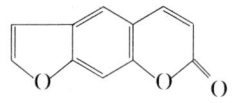

补骨脂素　　　　异补骨脂素

(二)异补骨脂素(isopsoralen)

分子式 $C_{11}H_6O_3$,无色针状结晶,熔点 137~138 ℃。溶于甲醇、乙醇、丙酮、苯、氯仿,微溶于水、乙醚,难溶于石油醚。UVλ_{max}(lgε):245(4.38),297(3.96)。IRν_{max}(cm^{-1}):1724,1709,1613,1513,1370,1330,1266,1250,1055,

999,833,747。

(三)补骨脂双氢黄酮(补骨脂甲素)(bavachin,corylifolin)

分子式 $C_{20}H_{20}O_4$,无色结晶,熔点 191～192 ℃,$[\alpha]_D$ 为 $-29.1°$(乙醇)。

(四)异补骨脂查耳酮(补骨脂乙素)(isobavachalcone,corylifolinin)

分子式 $C_{20}H_{20}O_4$,黄色针状结晶,熔点 154～156 ℃。

(五)补骨脂次素(psoralidin)

熔点 292 ℃。

二、目的要求

1. 掌握用溶剂法提取呋喃香豆素类化合物的操作技术。
2. 通过补骨脂素和异补骨脂素的分离,熟悉干柱色谱法的操作技术。
3. 掌握香豆素类化合物的鉴定方法。

三、基本原理

根据内酯类化合物在乙醇中溶解度大,水中溶解度小的性质,利用乙醇,从中药补骨脂中提取补骨脂素及异补骨脂素,并用活性炭进行脱色,最后利用两者的极性差异,用氧化铝干柱层析予以分离。

四、操作

(一)提取分离流程

补骨脂粗粉 —50%乙醇→ 滤液 —回收乙醇/放置→ 棕黑色黏稠物 —甲醇回流/抽滤→ 甲醇提取液 —浓缩/析晶→

补骨脂素粗品 —甲醇、活性炭/回流、抽滤→ 滤液 —放冷析晶→ 补骨脂素精品 —氧化铝干柱色谱分离→ 异补骨脂素 / 补骨脂素

(二)提取

1. 超声波振荡提取

取补骨脂粗粉 200 g①,用 50%乙醇② 1500 mL 分 3 次进行超声波振荡提取,每次 30 min,过滤,合并滤液,回收乙醇至无醇味。放置过夜,倾去上清液,得棕黑色黏稠物。将棕黑色黏稠物加 20 倍量甲醇分 4 次回流,每次 15 min,趁热抽滤,合并滤液,浓缩至小体积,放置析晶。滤取结晶,80 ℃ 干燥即得补骨

脂素粗品,称重。

2. 浸渍法提取

称取补骨脂粗粉 200 g,用 50％乙醇浸泡 3 次,每次 24 h,合并 3 次滤液,回收乙醇至无醇味,以下操作同 1 法。

3. 热回流提取法

称取补骨脂粗粉 100 g,放入 1000 mL 烧瓶中,加入 50％乙醇 300 mL,热回流 30 min,过滤,回收乙醇至无醇味。放置过夜,倾去上清液,得棕黑色黏稠物。将棕黑色黏稠物加 50 mL 甲醇溶解,加少许活性炭,回流 10 min,趁热抽滤,滤液回收甲醇至小体积,放置析晶。

(三)精制

将上述粗品加适量甲醇(3∶100 的比例)溶解,加少许活性炭,回流 10 min,趁热抽滤,滤液放冷析晶。滤取结晶,少量甲醇淋洗,80 ℃以下干燥即得补骨脂素精品[③]。

(四)补骨脂素和异补骨脂素的分离

取色谱用中性氧化铝 30 g,装于直径 1.6 cm×30 cm 的色谱柱中。取补骨脂素精品甲醇液约 1～2 mL,加样,以石油醚—乙酸乙酯(1∶5)作洗脱剂洗脱,每 20 mL 为一流分,各流分回收溶剂后,用薄层板检查,和标准品对比,于紫外光灯下观察荧光与颜色。

(五)鉴定

1. 呈色反应

(1)异羟肟酸铁反应:取补骨脂素精品液几滴,置于试管中,加入 7％盐酸羟胺甲醇溶液 2～3 滴,再加 10％氢氧化钾甲醇溶液 2～3 滴,于水浴上加热数分钟,冷却,用盐酸调至 pH 3～4,加 1％三氯化铁试液 1～2 滴,观察溶液颜色。

(2)开环闭环试验:取补骨脂素精品液几滴,加稀氢氧化钠溶液几滴,加热,观察现象;再加稀盐酸试液几滴,观察发生的现象。

(3)荧光:取补骨脂素精品液,用毛细管点于滤纸上,于紫外光灯下观察荧光与颜色。

2. 薄层色谱鉴定

薄层板:硅胶 G-CMC-Na 板。

点样:补骨脂素精品乙醇液、干柱色谱分得的两样品乙醇液、补骨脂素对照品乙醇液及异补骨脂素对照品乙醇液。

展开剂:石油醚—乙酸乙酯(2∶2)。

展开方式:上行展开。

显色:在紫外光灯(365 nm)下观察荧光斑点。

观察记录:记录图谱,计算 R_f 值。

五、注意事项

①原料最好用未炮制过的补骨脂种子,其中补骨脂素和异补骨脂素含量较高。

②补骨脂含大量油脂,据文献报道,用50%乙醇或40%丙酮提取,方法简便,得率高,亲脂性杂质少。乙醇又较丙酮便宜,故选用50%乙醇提取。利用香豆素内酯类的特点,用碱提酸沉法,由于补骨脂中含大量油脂和糖类成分,易发生皂化反应,形成胶状物,难以过滤,得率低。

③从补骨脂中提取得到的白色针状物为补骨脂素和异补骨脂素的混合物,两者含量比随药材的品种、质量不同而不同。由于两者均属于光敏性物质,故临床应用时不必将两者分开。在进行干柱色谱分离前,应先做薄层色谱检查两者的含量情况。

六、思考题

1. 从中药中提取香豆素类成分还有哪些方法?
2. 异羟肟酸铁反应的机理是什么?

七、参考文献

1. 洪永福,范春开.补骨脂中补骨脂素和异补骨脂素的分离和鉴定.药学通报,1979(10):447~449

2. 徐永昭.补骨脂中补骨脂素和异补骨脂素的提取实验.中药通报,1982(5):27

3. 裴月湖主编.天然药物化学实验.北京:人民卫生出版社,2005

实验四　厚朴中厚朴酚等成分的提取、分离与鉴定

厚朴为木兰科植物厚朴(*Magnolia officinalis* Rehd. et Wils.)或凹叶厚朴(*M. officinalis* Rehd. et Wils. var. biloba Rehd. et Wils.)的干燥茎皮和根皮。厚朴落叶中厚朴酚、和厚朴酚分别相当于厚朴皮中含量的16%、17%。厚朴为中医温中下气、燥湿消痰常用药,近年研究发现厚朴具有抗菌、抗痉挛、抗过敏、抗肌肉松弛的功效。厚朴酚为木脂素类成分,具有显著的中枢神经抑制、抗肌肉松弛作用和对应激性溃疡的预防作用;其对革兰阳性菌、耐酸性菌、类酵母菌和丝状真菌有显著的抗菌活性。厚朴酚与和厚朴酚、四氢和厚朴酚及代谢产物四氢厚朴酚均有较强的抗龋齿菌活性。

一、厚朴中主要成分的物理性质

厚朴中的主要成分为厚朴酚、和厚朴酚、异厚朴酚等;含以 β-桉叶醇为主要成分的挥发油及少量水溶性生物碱木兰箭毒碱,约含5%酚类物质。

(一)厚朴酚(magnolo)

分子式 $C_{18}H_{18}O_2$,无色针状结晶(水),五色片状结晶(环己烷),熔点101～102 ℃。不溶于水,易溶于乙醇、三氯甲烷、乙酸乙酯等有机溶剂,可溶于苛性碱溶液。

(二)和厚朴酚(honokiol)

为厚朴酚的同分异构体。无色针状结晶(环己烷),熔点85～86 ℃。不溶于水,易溶于乙醇、三氯甲烷、苯、乙酸乙酯等有机溶剂,可溶于苛性碱溶液。

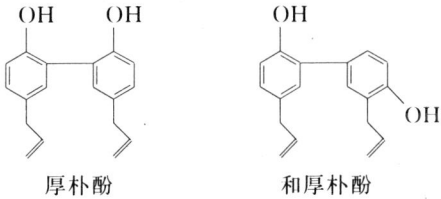

厚朴酚　　　　和厚朴酚

二、目的要求

1. 掌握渗漉法的原理和操作技术。

2. 掌握碱溶酸沉法提取分离酚性成分的原理和方法。

三、基本原理

利用厚朴酚、和厚朴酚的酚酸性,采用碱溶酸沉法提取,并达到与杂质分离。

四、操作

(一)提取

称取厚朴粗粉 100 g,与生石灰粉按 5∶1 重量比混合均匀,装入 500 mL 渗漉筒中,轻轻撞击,使其均匀致密地分布。药粉面上覆一圆形滤纸(或滤布),并压上数个玻璃珠,加蒸馏水约 150 mL,使整个药粉湿润,放置 2 h 以上。用 20 倍量的蒸馏水渗漉,收集渗漉液,放置过夜。

(二)分离与精制

倾取上清的渗漉液,搅拌下加盐酸调至 pH 2~3,充分沉淀,收集沉淀物,用水洗涤至近中性。干燥后,将沉淀物置圆底烧瓶中,用 8 倍量环己烷回流 20 min,趁热抽滤,适当浓缩后放置析晶。抽滤得粗晶Ⅰ,母液再放置析晶,抽滤得粗晶Ⅱ,两次结晶分别用环己烷重结晶。取结晶作薄层色谱鉴别,测定熔点。

(三)鉴定

1. 呈色反应

(1)三氯化铁试验:取结晶少许置小试管内,加 2 mL 甲醇使溶解,加三氯化铁试剂 1 滴,观察颜色变化。

(2)间苯三酚试验:取结晶少许置小试管内,加 2 mL 甲醇使溶解,加间苯三酚盐酸溶液(取 10% 间苯三酚醇溶液 1 mL,加盐酸 9 mL 制成)5 滴,观察颜色变化。

2. 薄层色谱鉴定

吸附剂:硅胶 G-CMC-Na 薄层板。

样品:结晶Ⅰ、结晶Ⅱ、厚朴酚对照品甲醇溶液。

展开剂:苯—乙酸乙酯(8∶2)。

展开方式:平衡 15 min 后,上行展开 10 cm。

显色:①置紫外光灯(365 nm)下观察;②喷洒 5% 香草醛—硫酸试剂,

105 ℃加热 10 min 后日光下观察。

五、注意事项

1. 厚朴混杂品较多,过去多为野生,现基本以种植为主,选原料时注意原植物品种。植物化学研究证实,厚朴酚主要分布于木兰科植物中,其中木兰亚属中皱皮木兰组是它们分布最集中的植物群。

2. 装筒均匀,松紧度适中,充分湿润,流速适宜(以 2～3 mL/min 为宜),则渗漉提取效率较高。

3. 药材产地不同,品种不同,含厚朴酚、和厚朴酚的比例也不同。

六、思考题

1. 提取厚朴酚还有哪些方法?本实验用渗漉法提取,有何优点?
2. 如何鉴别木脂素类化合物?

七、参考文献

1. 中华人民共和国卫生部药典委员会编. 中华人民共和国药典(一部). 北京:化学工业出版社,2000
2. 李嘉蓉主编. 天然药物化学实验. 北京:中国医药科技出版社,1998
3. 初敏,丁立文,刘红,等. 厚朴商品资源概述. 中草药,2003,34(6):14～15

第六章 醌类化合物

实验五 大黄中蒽醌类化合物的提取分离

大黄记载于《神农本草经》等许多文献中,用于泻下、健胃、清热、解毒等。自古以来,大黄在植物性泻下药中占有重要位置,是一味很早就被各国药典所收载的世界性生药。大黄的种类繁多,优质大黄是蓼科植物掌叶大黄(*Rheum palmatum* L.),大黄(*R. officinale* Baill.)及唐古特大黄(*R. tanguticum* Maxim. ex Balf.)的根茎及根,大黄中含有多种游离的羟基蒽醌类化合物以及它们与糖所形成的苷。

一、主要化学成分的结构及物理性质

已经知道的羟基蒽醌主要有下列五种:

R_1	R_2	名 称	晶 形	熔 点
—H	—COOH	大黄酸(Rhein)	黄色针晶	318~320 ℃
—CH$_3$	—OH	大黄素(Emodin)	橙色针晶	256~257 ℃
—H	—CH$_2$OH	芦荟大黄素(Aloe-emodin)	橙色细针晶	206~208 ℃
—OCH$_3$	—CH$_3$	大黄素甲醚(Physcion)	砖红色针晶	203~207 ℃
—H	—CH$_3$	大黄酚(Chyrsophanol)	金色片状结晶	196 ℃

大黄中蒽醌苷元结构不同,因而酸性强弱也不同。大黄酸连有—COOH,酸性最强;大黄素连有 β—OH,酸性第二;芦荟大黄素连有苄醇—OH,酸性第三;大黄素甲醚和大黄酚均具有 1,8-二酚羟基,前者连有—OCH$_3$ 和—CH$_3$,后者只连有—CH$_3$,因而后者酸性排在第五位。

二、目的要求

1. 掌握梯度 pH 萃取法提取分离大黄中各种蒽醌苷元的原理及操作方法。

2. 学习羟基蒽醌类化合物的颜色反应及薄层色谱鉴别方法。

三、基本原理

根据大黄中蒽醌类成分酸性强弱不同的特性,以乙醚提取脂溶性成分后,利用碱度递增的碱水液,自乙醚提取液中萃取酸度递减的游离蒽醌类成分。

四、实验操作

(一)乙醇总提物制备

取大黄粗粉 50 g,用 250 mL 乙醇回流提取 2 次,每次 45 min,放冷,抽滤,滤液浓缩至无醇味。

(二)游离蒽醌的提取

将总乙醇提取物用 100 mL 水溶解,用乙醚萃取,每次 40 mL,重复 3 次,合并乙醚液为总游离蒽醌乙醚溶液,水层为水溶性成分。

(三)游离蒽醌的分离

1. 强酸性成分的分离

将上述乙醚液用 5% 碳酸氢钠水溶液萃取 3 次,每次用量 20 mL。合并碱液,在搅拌下滴加浓盐酸,调节 pH=2,放置,倾去上清液,抽滤,用水洗涤沉淀。60 ℃ 干燥,得深褐色粉末,为强酸性成分,主要为大黄酸。

2. 中等酸性成分的分离

将上述用 5% 碳酸氢钠水溶液萃取过的乙醚液再用 5% 碳酸钠水溶液萃取 3 次,每次用量 20 mL,合并后的碱液同 1 法处理,所得产品为棕黄色粉末,主要为大黄素。

3. 弱酸性成分的分离

将上述用5％碳酸钠水溶液萃取过的乙醚液再用5％氢氧化钠水溶液萃取3次,每次用量20 mL,合并后的碱液同1法处理,所得产品为黄色粉末,为芦荟大黄素、大黄酚和大黄素-6-甲醚的混合物。

(四)鉴定

1. 呈色反应

(1)取以上各产物少量,分置于试管中,加5％氢氧化钠溶液数滴,观察颜色变化。

(2)取以上各产物少量,分置于试管中,加少量甲醇溶解,再滴加醋酸镁甲醇溶液数滴,观察颜色变化。

2. TLC鉴别

吸附剂:硅胶 G-CMC-Na 薄层板。

展开剂:石油醚—乙酸乙酯(3.5∶1.5)。

对照品:大黄酸、大黄素、大黄素-6-甲醚和芦荟大黄素的乙醇液。

样品:①强酸性成分产品;
　　　②中等酸性成分产品;
　　　③弱酸性成分产品。

显色:先在可见光下观察有色斑点出现的位置,再在紫外光下观察荧光,最后氨熏后显色。

五、注意事项

1. 回收乙醇要注意安全,浓缩物以挥尽乙醇为度,不能太稠厚。
2. 用碱液萃取时要注意浓度和用量,酸化时,加酸要慢,多搅拌。
3. 要注意分液漏斗的正确使用。
4. 乙醚易燃易爆,实验室内要注意通风,严禁使用明火。

六、思考题

1. 大黄中5种羟基蒽醌化合物的酸性和极性大小应如何排列?为什么?
2. pH梯度法的原理是什么?适用于哪些中药成分的分离?
3. 蒽醌类化合物及其苷的薄层色谱用什么作吸附剂、展开剂和显色剂?
4. 蒽醌类与醋酸镁显色反应的必要条件是什么?其颜色反应与羟基所在的位置有何关系?

七、参考文献

1. 中国科学院上海药物研究所.中草药有效成分提取与分离.第二版.上海:上海科学技术出版社,1983
2. 阚毓铭主编.中药化学实验操作技术.北京:中国医药科技出版社,1988
3. 康延国主编.中成药薄层色谱鉴别.北京:人民卫生出版社,1995

实验六 大黄中游离蒽醌类成分的提取、分离与鉴定

大黄系蓼科植物掌叶大黄(*Rheum palmatum* L.)、唐古特大黄(*Rheum tanguticum Maxim. ex Balf.*)或药用大黄(*Rheum officinale Baill.*)的干燥根及根茎。大黄记载于《神农本草经》等许多文献中,具有泻下、健胃、清热解毒等功效。自古以来,大黄在植物性泻下药中占有重要位置,是一味很早就被各国药典收载的世界性药材。

大黄具有多方面的生物活性,其抗菌、抗感染及抗肿瘤活性有效成分主要为蒽醌类衍生物,如大黄酸、大黄素和芦荟大黄素;止血的主要有效成分为大黄酚;泻下的有效成分是结合型的蒽苷类。蒽醌类衍生物占大黄总化学成分的3%~5%,该类成分少部分以游离状态存在,大部分以与葡萄糖结合成苷的形式存在。此外,大黄还含有鞣质等多元酚类化合物,含量在10%~30%之间,具止泻作用,与蒽苷的泻下作用恰恰相反。

一、主要化学成分的结构及物理性质

大黄中含有多种游离的羟基蒽醌及其与糖所形成的苷类化合物,已知的游离羟基蒽醌主要有以下5种化合物。

	R_1	R_2
大黄酸	COOH	H
大黄素	OH	CH_3
芦荟大黄素	CH_2OH	H
大黄素甲醚	OCH_3	CH_3
大黄酚	CH_3	H

(一) 大黄酸(rhein)

分子式 $C_{15}H_8O_6$,黄色针晶,熔点 321～322 ℃(330 ℃ 分解)。UVλ_{max} 431,258,231,204。可溶于碱水,微溶于乙醇、苯、三氯甲烷、乙醚和石油醚,不溶于水。

(二) 大黄素(emodin)

分子式 $C_{15}H_{10}O_5$,橙黄色针晶(乙醇),熔点 256～257 ℃。UVλ_{max} 436,289,266,253,222。可溶于碱水,微溶于乙醚、三氯甲烷,不溶于水。

(三) 芦荟大黄素(aloe emodin)

橙色针晶(甲苯),熔点 223～224 ℃。UVλ_{max} 429,287,254,225,202。可溶于乙醚、苯及碱水,不溶于水。

(四) 大黄素甲醚(physcion)

砖红色单斜针状结晶(苯),熔点 205～207 ℃。溶于苯、三氯甲烷及甲苯,不溶于甲醇、乙醇、乙醚和丙酮,不溶于水。

(五) 大黄酚(chrysophanol)

$C_{15}H_{10}O_4$,橙黄色针晶(乙醇或苯),熔点 195～196 ℃。UVλ_{max} 429,287,256,225,202。可溶于丙酮、三氯甲烷、苯、乙醚、冰醋酸和碱水,微溶于石油醚,不溶于水。

(六) 大黄酸葡萄糖苷(rhein 8-monoglucoside)

黄色针晶,熔点 266～267 ℃。

(七) 大黄素葡萄糖苷(emodin monoglucoside)

橙色针晶(甲苯),熔点 190～191 ℃。

(八) 芦荟大黄素葡萄糖苷(aloeemodin monoglucoside)

黄色针晶,熔点 235 ℃。

(九) 大黄酚葡萄糖苷(chrysophanol monoglucoside)

橙色针晶(甲苯),熔点 239 ℃。

二、目的要求

1. 掌握蒽醌苷元的提取方法——双相酸水解法。

2. 掌握梯度 pH 萃取法提取分离大黄中各种蒽醌苷元的原理及操作方法。

3. 掌握羟基蒽醌类化合物的颜色反应及薄层色谱鉴别方法。

三、基本原理

(一) 提取原理

双相酸水解法为一相为与酸水不相互溶的有机溶剂,另一相为酸水,加热回流水解的方法。由于大黄中的羟基蒽醌类化合物多以苷的形式存在,所以首先要将苷水解成苷元。本实验选用硫酸和乙酸乙酯作为双相酸水解的溶剂,采用加热回流方法,提取大黄药材中的游离蒽醌类化合物。根据苷元不溶于水,可溶于乙醚、乙酸乙酯等亲脂性有机溶剂的性质,即在加热回流提取过程中,稀硫酸可将蒽醌苷水解成苷元,游离出来的蒽醌苷元随即溶于乙酸乙酯中,从而将蒽醌苷元提取出来。

(二) 分离原理

pH 梯度萃取法:羟基蒽醌类化合物酸性强弱不同,用 pH 梯度法进行分离。具有羧基或多个 β 位酚羟基的蒽醌可溶于 5% 碳酸氢钠溶液;具有一个 β 位酚羟基的蒽醌可溶于 5% 碳酸钠溶液;只具有 α 位酚羟基的蒽醌酸性弱,只溶于氢氧化钠溶液。据此以分离酸度不同的蒽醌苷元。也可利用游离蒽醌的极性不同,采用硅胶柱色谱法进行分离。

(1) 大黄中游离蒽醌的酸性强弱顺序:大黄酸(—COOH)>大黄素(β 酚—OH)>芦荟大黄素(醇—OH)>大黄素甲醚(—OCH$_3$)≈大黄酚(—CH$_3$)。

(2) 大黄中游离蒽醌的极性大小顺序:大黄酸>大黄素>芦荟大黄素>大黄素甲醚>大黄酚。大黄酚和大黄素甲醚酸性相近,但极性不同,可用硅胶柱色谱法进行分离。

四、操作

(一)总蒽醌苷元的提取、分离工艺流程

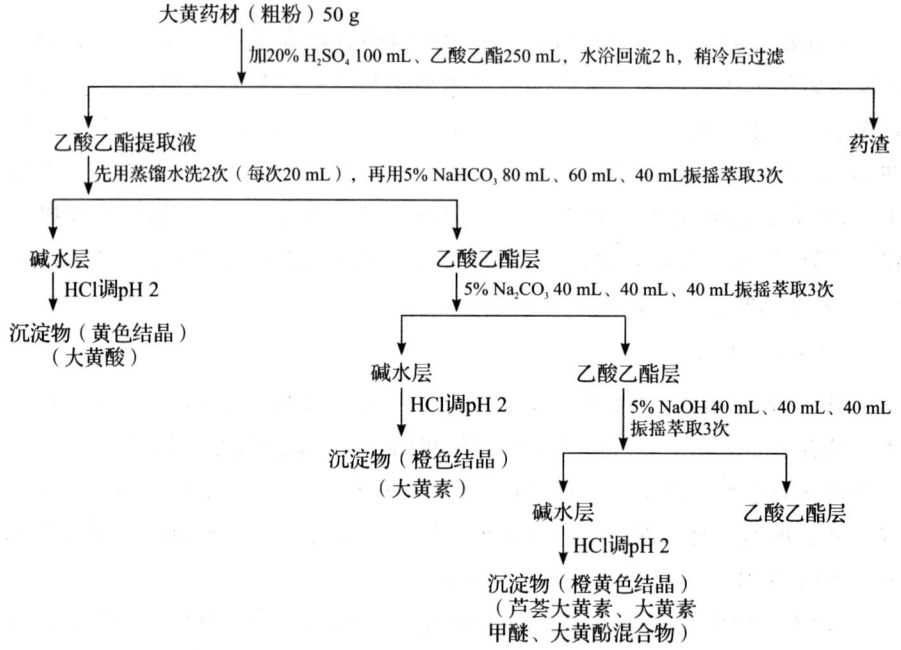

操作注意事项：

1. 所得乙酸乙酯液中若带有酸水液,应用分液漏斗分出弃去。此处用蒸馏水洗除乙酸乙酯液中的酸。

2. 萃取时容易发生乳化,而且随着碱液碱度的增高,乳化现象会越严重,所以要轻轻振摇。

3. 每次加碱液进行 pH 梯度萃取时,注意要测一下乙酸乙酯液的 pH 值。

4. 萃取时一定要注意乳化层的分出,不要混入。

(二)总蒽醌苷元的提取

大黄粗粉 50 g 置 500 mL 烧瓶中,加 20%硫酸溶液 100 mL 和乙酸乙酯 250 mL,水浴回流提取 2 h(加磁子搅拌),放置,冷后过滤,残渣弃去。乙酸乙酯提取液置分液漏斗中,分出酸水层,提取液用蒸馏水洗 2 次(每次 20 mL)。将乙酸乙酯液放置在锥形瓶中,密封。

(三)游离蒽醌的分离与精制

1. 大黄酸的分离和精制

将乙酸乙酯提取液置于 500 mL 分液漏斗中,用 5% $NaHCO_3$ 溶液萃取 3 次(80 mL,60 mL,40 mL)。合并碱液,在搅拌下滴加浓盐酸,调节 pH=2,放置,待沉淀析出完全后,过滤,并用少量水洗沉淀物至洗出液呈中性。60 ℃ 干燥,得深褐色粉末,主要为大黄酸。

2. 大黄素的分离和精制

经 $NaHCO_3$ 溶液提取过的乙酸乙酯液继续用 5% Na_2CO_3 溶液萃取 3 次,每次用量 40 mL。合并碱液,在搅拌下滴加浓盐酸,调节 pH=2,析出棕黄色沉淀,抽滤,水洗沉淀物至洗出液呈中性。60 ℃ 干燥,主要为大黄素。

3. 芦荟大黄素、大黄素甲醚和大黄酚混合物的分离

经 Na_2CO_3 提取过的乙酸乙酯液再用 5% NaOH 溶液提取 3 次,每次用量 40 mL,合并后的碱液同 1 法处理,所得产品为黄色粉末,为芦荟大黄素、大黄酚和大黄素-6-甲醚的混合物。

(四)鉴定

1. 呈色反应

(1)碱液试验:分别取各蒽醌结晶少许置于小试管中,加 1 mL 乙醇溶解,加 10% 氢氧化钠溶液数滴,观察颜色变化。羟基蒽醌类应呈红色。

(2)醋酸镁试验:分别取各蒽醌结晶少许置于小试管中,各加乙醇 1 mL 使溶解,滴加 0.5% 醋酸镁乙醇溶液,观察颜色变化。羟基蒽醌应显橙色到蓝紫色。

2. 色谱鉴定

吸附剂:硅胶 G-CMC-Na 板。

样品:上述分别获得的大黄酸、大黄素、芦荟大黄素、大黄素甲醚和大黄酚的三氯甲烷溶液及各相应对照品的三氯甲烷溶液。

展开剂:石油醚—乙酸乙酯—醋酸(2∶1∶2)。

展开方式:上行展开。

显色:在可见光下观察,记录黄色斑点出现的位置,然后用浓氨水熏或喷 5% 醋酸镁甲醇溶液,斑点显红色。

实验结果记录:观察斑点颜色,记录图谱并计算 R_f 值。

五、注意事项

1. 大黄中蒽醌类化合物的种类、含量与大黄的品种、采集季节、炮制方法及贮存时间均有关系。由于蒽醌类衍生物主要以苷的形式存在,所以较新鲜的原药材蒽醌类成分含量高,如果是贮存时间长的饮片,则蒽醌类成分含量低,实验选材要注意。

2. 用碱液萃取时要注意浓度和用量,酸化时,加酸要慢,多搅拌。

3. 注意分液漏斗的正确使用。

六、思考题

1. 简述液—液萃取法的原理、溶剂选择原则和操作技术。
2. 什么叫双相酸水解?
3. 大黄中5种游离羟基蒽醌化合物的酸性和极性与结构有什么关系?

七、参考文献

1. 李嘉蓉主编.天然药物化学实验.北京:中国医药科技出版社,2000
2. 阚毓铭主编.中药化学实验操作技术.北京,中国医药科技出版社,1988

实验七 虎杖中大黄素、大黄酚、大黄素甲醚的提取、分离与鉴定

虎杖系蓼科植物虎杖(*Polygonum cuspidatum* Sieb et Zucc)的根茎及根,具有清热利湿、活血通经的作用。民间用以治疗风湿关节痛、筋骨痛、跌打损伤等,临床上常用于治疗急性黄疸,降血脂,升白细胞和血小板,及治疗慢性支气管炎等。

一、虎杖中主要成分的理化性质

(一)大黄素(emodin)

分子式 $C_{15}H_{10}O_5$,为橙黄色长状结晶,熔点 256~257 ℃(丙酮),约在 180

℃时能升华。溶于乙醇及氢氧化钠、碳酸钠及碳酸氢钠溶液。

(二) 大黄酚 (chrysophanol)

为针状结晶或六角形片状结晶,熔点 196 ℃,能升华。不溶于水,能溶于苯、三氯甲烷、乙醚、乙醇、冰醋酸,难溶于石油醚,可溶于氢氧化钠水溶液及热的碳酸钠水溶液。

(三) 大黄素-6-甲醚 (physion)

为金黄色针状结晶,熔点 207 ℃。能溶于苯、三氯甲烷、乙醚、乙醇、冰醋酸,难溶于石油醚,易溶于氢氧化钠水溶液。

(四) 其他成分

有大黄素-8-β-D-葡萄糖苷、大黄素-6-甲醚-8-β-D-葡萄糖苷、白藜芦醇及其苷(含量约 1%)。其中大黄素的含量为最高,其他成分含量较低。含羟基蒽醌类成分约 0.1%～0.5%。主要成分的化学结构如下:

	R_1	R_2
大黄素	OH	CH_3
大黄素甲醚	OCH_3	CH_3
大黄酚	CH_3	H

二、目的要求

1. 学习和掌握总蒽醌类成分的提取方法。
2. 利用柱色谱分离混合物。

三、基本原理

1. 利用游离羟基蒽醌类成分能溶于乙醇、三氯甲烷,难溶于水的性质,选用适宜的溶剂进行提取分离。
2. 根据难以分离的成分对硅胶和磷酸氢钙的吸附能力不同采用柱色谱分离。

四、操作

(一) 总蒽醌类成分的提取

取虎杖粗粉 50 g,放入 500 mL 圆底烧瓶中,加入 95% 乙醇 250 mL,在水浴上加热回流 1 h,抽滤。滤渣再加 95％乙醇 200 mL,加热回流 30 min,抽滤。合并两次滤液,在水浴上回收乙醇至稀糖浆状(基本无醇味),再加入三氯甲烷 50 mL,微热使其蒽醌类成分溶解,然后倒入分液漏斗中,加水 50 mL 进行两相萃取。放置分层,收集下层三氯甲烷溶液,水层再分别用三氯甲烷 50 mL、30 mL、30 mL 萃取,合并三氯甲烷萃取液,回收三氯甲烷至 10 mL,趁热倒入小锥形瓶中。放置析晶,抽滤,获得橙黄色总蒽醌类成分(粗品)。

(二)蒽醌类成分的分离

取一只干净的玻璃层析管,固定在铁架台上,管的底部平放一张略小于管柱直径的滤纸片。另取硅胶 10 g(100~140 目),经小漏斗一次性倾倒入柱中,然后在柱外轻轻敲击振动,使硅胶均匀,硅胶上面平放一张略小于管柱直径的滤纸片。取 100 mg 粗晶溶于少量丙酮中,拌和约 1 g 失活的硅胶,自然挥去溶剂,然后小心装入柱顶,再放上一小团脱脂棉。往往色谱柱中加入苯溶剂进行洗脱,当出现两个分离色层带时(色带Ⅰ、色带Ⅱ),再改用苯—乙酸乙酯(8:2)洗脱,可获得色带Ⅰ,每 10 mL 为一流分。各流分蒸去大部分溶剂后,经薄层层析鉴定,合并相同的流分,再回收溶剂至小体积,放置、析晶,分别可获得大黄酚、大黄素-6-甲醚。色带Ⅱ为大黄素,如不纯可用丙酮进行重结晶。

色带Ⅰ部分用磷酸氢钙(约 10 g)柱分离,其装柱、上样同硅胶柱。用苯溶剂进行洗脱,先洗脱的为大黄酚,后洗脱的为大黄素甲醚。

(三)鉴定

1. 呈色反应

(1)碱液试验:分别取各蒽醌结晶少许置于小试管中,各加 1 mL 乙醇溶解,加 10％氢氧化钠溶液数滴,观察颜色变化。羟基蒽醌类应呈红色。

(2)醋酸镁试验:分别取各蒽醌结晶少许置于小试管中,各加 1 mL 乙醇溶解,滴加 0.5％醋酸镁乙醇溶液,观察颜色变化。羟基蒽醌应呈橙色到蓝紫色。

2. 色谱鉴定

吸附剂:硅胶 G-CMC-Na 薄层板。

样品:大黄素、芦荟大黄素、大黄素甲醚和大黄酚的三氯甲烷溶液及各相应对照品的三氯甲烷溶液。

展开剂:石油醚(30~60 ℃)—乙酸乙酯—甲酸(15:5:1)上层溶液。

展开方式:上行展开。

显色:在可见光下观察,记录黄色斑点出现的位置,然后用浓氨水熏或喷5%醋酸镁甲醇溶液,斑点显红色。

实验结果记录:观察斑点颜色,记录图谱并计算 R_f 值。

五、注意事项

1. 大黄酚、大黄素甲醚用硅胶柱难分离,需用磷酸氢钙柱进行分离,装柱和上样是分离混合物的关键,因此应在老师的指导下细心操作。

2. 本实验用到苯、甲苯和三氯甲烷溶剂,毒性大,操作时应在通风排气的条件下进行。

3. 有毒的溶剂要集中处理,不能随意倒在水池里。

六、思考题

1. 羟基蒽醌类成分具有哪些性质?根据它们的性质,说明提取与分离的原理。

2. 大黄素的碱液反应和醋酸镁反应的原理各是什么?

3. 为什么在用磷酸氢钙柱分离,用苯进行洗脱时,先洗脱的为大黄酚,后洗脱的为大黄素-6-甲醚?

4. 展开剂中为什么加少量的甲酸试剂?

七、参考文献

1. 阚毓铭主编. 中药化学实验操作技术. 北京:中国医药科技出版社,1988

2. 肖凯,宣利江,徐来明. 虎杖的化学成分研究. 中国药学杂志,2003,38(1):12~15

第七章 黄酮类化合物

实验八 芦丁的提取与鉴定

槐米系豆科属植物槐树(Sophora japonica L.)的花蕾,历来作为止血药,治疗痔疮、子宫出血、吐血、鼻出血,并有清肝泻火之功效,治疗肝热目赤、头痛眩晕。其主要化学成分为芦丁(芸香苷),含量高达12%～20%。芦丁广泛存在于植物中,现已发现含有芦丁的植物高达70种,尤以槐米和荞麦中含量最高。药理实验证明芦丁有调节毛细血管渗透作用,临床上用作毛细血管性止血药,常作为高血压症的辅助用药。

一、槐米中主要成分的物理性质

(一)芦丁(芸香苷,rutin)

分子式 $C_{27}H_{30}O_{16} \cdot 3H_2O$,淡黄色针状结晶,熔点 174 ℃～178 ℃,无水物为 188 ℃～190 ℃。溶解度:冷水中1:8000,热水中1:200;冷乙醇中1:300,热乙醇中1:30;冷吡啶中1:12。微溶于丙酮、乙酸乙酯,不溶于苯、氯仿、石油醚等溶剂。易溶于碱液,呈黄色,酸化后又析出。可溶于硫酸和盐酸,呈棕黄色,加水稀释又析出。

(二)槲皮素(quercetin)

分子式 $C_{15}H_{10}O_7 \cdot 2H_2O$,黄色结晶,熔点 313 ℃～314 ℃,无水物为 316 ℃。溶解度:冷乙醇中1:290,沸乙醇中1:23。可溶于甲醇、乙酸乙酯、吡啶、丙酮等溶剂,不溶于水、乙醚、苯、氯仿、石油醚。

第七章　黄酮类化合物

芸香苷　R＝葡萄糖-鼠李糖
($C_{27}H_{30}O_{16} \cdot 3H_2O$)＝664.6)
槲皮素　R＝H
($C_{15}H_{10}O_7 \cdot 2H_2O$)＝338.3)

二、目的要求

1. 通过芦丁的提取与精制,掌握碱溶酸沉法提取黄酮类化合物的原理和操作。
2. 掌握黄酮类化合物的一般性质。

三、基本原理

芦丁分子中具有酚羟基,显弱酸性,在碱水中成盐而增大溶解能力,用碱水为溶剂煮沸提取,提取液加酸酸化后又成为游离的芦丁而析出。同时,利用芦丁对冷水和热水的溶解度悬殊的特性进行精制。

四、操作

(一)芦丁的提取

1. 水提取法

称取槐花米粗粉 20 g(压碎),加沸水 300 mL,加热煮沸 30 min,四层纱布趁热过滤,残渣同法再操作一次。合并两次滤液,放置冰箱中析晶,待全部析出后,减压抽滤,用蒸馏水洗涤芦丁结晶,抽干,得粗制芦丁,置空气中干燥后,称重。

2. 碱溶酸沉法

称取槐花米粗粉 20 g(压碎),加 0.4% 硼砂水溶液[①] 200 mL,搅拌下加石灰乳[②] 调至 pH 8~9,加热煮沸 30 min,随时补充失去的水分,保持 pH 8~9。倾出上清液,用四层纱布过滤,残渣同样操作再提取一次。合并两次滤液,放冷,用盐酸调至 pH 3~4[③],放置冰箱中析晶,待全部结晶析出后,减压抽滤,用蒸馏水洗涤芦丁结晶,抽干,室温下晾干,得粗制芦丁,称重。

(二)芦丁的精制

取粗制芦丁 2 g,加蒸馏水 400 mL,煮沸至芦丁全部溶解,趁热立即抽滤,冷却后即可析出结晶,抽滤,得芦丁精制品。若结晶色泽呈灰绿色或暗黄色,表示杂质未除尽。遇此,可用甲醇或乙醇(参考溶解度加足溶剂)回流加热溶解,并加入 0.5% 活性炭继续回流 0.5 h,抽滤除去炭渣。滤液放冷,待全部结晶析出后,抽滤结晶,置空气中干燥,得精制芦丁,颜色呈浅黄色,称重。

(三)芦丁的水解

取精制芦丁 1 g,研细后置于 250 mL 圆底烧瓶中,加入 2% 硫酸 80 mL,加热回流 30 min,瓶中浑浊液逐渐变为澄清的棕黄色液体,最后生成鲜黄色沉淀。放冷沉淀,抽滤,保存滤液(应为澄清无色液体),作为糖的检查。沉淀物为芦丁苷元(槲皮素),用蒸馏水洗至中性,抽干水分,晾干,称量,得粗制槲皮素,再用乙醇重结晶得精制槲皮素。

取芦丁水解后的滤液 20 mL,加饱和氢氧化钡溶液中和至中性(搅拌下进行),滤去白色的硫酸钡沉淀,滤液浓缩至 2~3 mL 或蒸干后,加 2~3 mL 乙醇溶解,作为糖的供试液。

(四)槲皮素乙酰化物的制备

取槲皮素 200 mg,置于 50 mL 圆底烧瓶内,加入 4 mL 无水吡啶,于水浴上加热回流,使其完全溶解,再加入 5 mL 醋酐,摇匀,水浴上加热回流 30 min。放冷,将反应液在搅拌下倾入 150 mL 冰水中,一直搅拌至油滴消失,固体沉淀析出。抽滤析出的白色沉淀,用水洗至中性,干燥,再用 95% 乙醇重结晶,得细针状结晶。测定其熔点,并与文献记载的五乙酰基槲皮素的熔点(193~195 ℃)对比。

(五)鉴定

1. 呈色反应

取芦丁及槲皮素精品约 10 mg,各用 5 mL 乙醇溶解,制成样品溶液,按下列方法进行试验,比较苷元和苷的反应情况。

(1)Molish 反应:取样品溶液 1 mL,加 10% α-萘酚溶液 1 mL,振摇后斜置试管,沿管壁滴加 0.5 mL 硫酸,静置,观察并记录液面交界处颜色变化。

(2)盐酸—镁粉反应:芦丁与槲皮素溶液分别置于两试管中,加入金属镁粉少许,及盐酸 2~3 滴,观察并记录颜色变化。

(3)醋酸铅沉淀反应:取样品溶液 1 mL,加醋酸铅试剂数滴,观察并记录现象。

(4)三氯化铝纸片反应:在两张滤纸条上分别滴加芦丁、槲皮素醇溶液后,各加 1%三氯化铝乙醇溶液两滴,于紫外光灯下观察荧光变化,记录现象。

2. 色谱鉴定

芦丁的薄层鉴定:

固定相:硅胶 G 薄层板。

样品:(1)精制芦丁;(2)芦丁标准品。

展开剂:乙酸乙酯—甲酸—水(4∶0.5∶0.5)。

显色:(1)可见光下观察色斑,再于紫外灯下观察荧光斑点;(2)喷洒 1% $AlCl_3$ 乙醇液后,再观察荧光斑点。

五、注意事项

① 提取过程中,加入硼砂的目的是为了保护芦丁分子中邻二酚羟基,以减少其氧化,并使其不与钙离子结合(钙盐络合物不溶于水),使芦丁不受损失,提高产率。

② 加入石灰乳即可以达到碱性溶解提取的目的,还可以除去槐花米中的多糖类、黏液质等,但碱性不宜过高(pH 不超过 10),因为在强碱性条件下煮沸,时间稍长就可促使芦丁水解破坏,降低产率。

③ 酸化时 pH 不可过低,否则会使芦丁形成𬭩盐而降低产率。

六、思考题

1. 黄酮类化合物还有哪些提取方法？芦丁的提取还可用什么方法？
2. 酸水解常用什么酸？为什么用硫酸比用盐酸水解后处理更方便？

七、参考文献

1. 中国科学院上海药物研究所编著.中草药有效成分的提取分离.第 2 版.上海:上海科技出版社,1983
2. 中国医学科学院药物研究所编.中草药有效成分的研究(第一分册).北京:人民卫生出版社,1972
3. 中国科学院上海药物研究所植物化学研究室编译.黄酮化合物鉴定手册.北京:科学出版社,1981

实验九 葛根中异黄酮的提取、分离和鉴定

葛根为豆科植物野葛[*Pueraria lobata* (Willd.) Ohwi]的干燥根,习称野葛,具有解肌退热、生津、透疹、升阳止泻的功效,用于外感发热头痛、项背强痛、口渴、消渴、麻疹不透、热痢、泄泻、高血压颈项强痛的治疗。葛根中主要含有葛根素、大豆素、大豆苷等异黄酮类化合物。大豆素具有类似罂粟碱的解痉作用,葛根总黄酮具有扩张冠状动脉,增加冠状动脉血流量及降低心肌耗氧量等作用。

一、葛根中主要成分的物理性质

许多研究表明葛根中含有多种异黄酮类化合物,葛根素和大豆苷元是其中两种主要活性成分。

(一)大豆苷元(大豆素)

白色结晶状粉末,熔点315～323 ℃,分子式$C_{15}H_{10}O_4$,分子量为254。溶于乙醚和乙醇。用于治疗高血压引起的心绞痛、头痛、眩晕、冠心病等。

(二)葛根素

白色针晶,熔点187 ℃,分子式$C_{21}H_{20}O_9$,分子量为416。可溶于甲醇,在乙醇中略溶。具有扩张血管、降低血压、改善微循环和潜在的抗氧化作用。

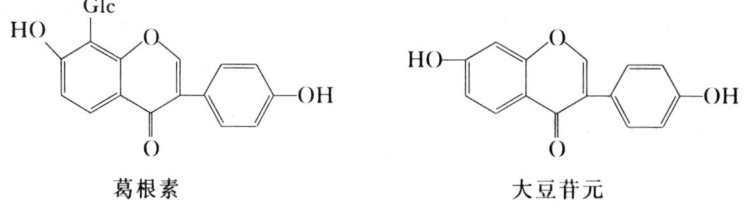

葛根素　　　　　　　　大豆苷元

二、目的要求

1. 掌握异黄酮类化合物的性质和柱色谱分离的一般操作方法。
2. 掌握从葛根中提取和分离异黄酮类化合物的方法。

三、基本原理

葛根素、大豆素等异黄酮及其苷类是中等极性成分,可用乙醇提取,在水

饱和正丁醇中进行分配,再进行柱色谱分离。用硅胶薄层色谱鉴别,以氯仿—甲醇混合溶液作为展开剂,与三氯化铁—铁氰化钾试剂显蓝色。

四、操作

(一)总异黄酮的提取

称取葛根粗粉 150 g,加 4 倍量 70% 乙醇,回流提取 1 h,倒出上清液,再回流提取 1~2 次。合并提取液,减压回收乙醇,得浸膏。浸膏中加入适量水,用水饱和正丁醇萃取 3 遍,得到粗总异黄酮混合物。

(二)总异黄酮的分离

1. 葛根素和大豆素的分离

将粗总异黄酮混合物用适量甲醇溶解,用柱色谱硅胶(或硅藻土)吸附拌样,挥干溶剂,干法上样。以柱色谱硅胶装柱,进行低压硅胶柱层析分离,$CHCl_3$-MeOH 梯度洗脱,硅胶薄层色谱检测,以 $CHCl_3$-MeOH(7∶1)为展开剂,$FeCl_3$-$K_3Fe(CN)$ 喷雾显色,用大豆素、葛根素标准品进行对照。鉴别分离得到的化合物,将含有葛根素和大豆素单一斑点的流分合并,回收溶剂至干,得到葛根素和大豆素。

2. 提取分离流程

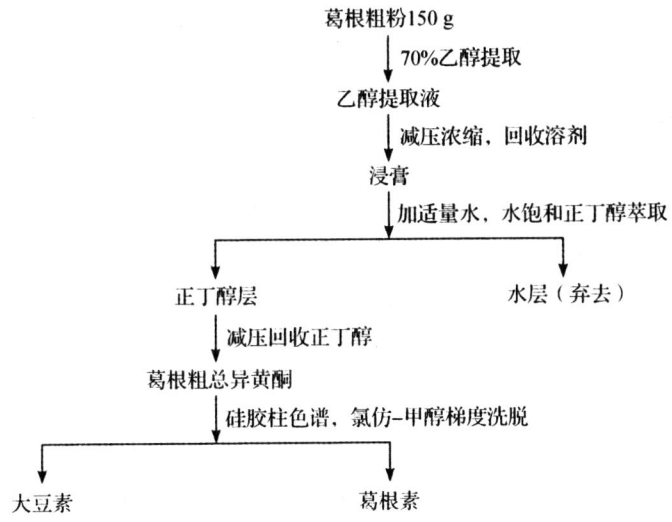

(三)鉴别

样品:葛根素标准品溶液和自制葛根素样品溶液。

纸色谱展开剂:5% Na_2CO_3 水溶液。

硅胶 G 薄层色谱展开剂:$CHCl_3$-MeOH(5∶1)和 $CHCl_3$-MeOH-H_2O(7∶2∶0.5)。

聚酰胺薄层色谱展开剂:$CHCl_3$-MeOH(9∶1)和50%乙醇。

显色剂:365 nm 紫外灯下观察,$FeCl_3$-$K_3Fe(CN)$喷雾显色。供试品色谱中,在与对照品色谱相应的位置上显相同的斑点。

画色谱图,并计算 R_f 值。

五、注意事项

1. 萃取用的正丁醇应预先用水饱和。
2. 将含有葛根素和大豆素单一斑点的流分合并。

六、思考题

1. 叙述葛根异黄酮类化合物提取、分离的一般过程。
2. 葛根素与一般黄酮类化合物的性质有哪些异同点,为什么?
3. 迄今为止,从葛根中分离出了多少种异黄酮类化合物?

七、参考文献

1. 陈妙华,张思巨. 葛根化学成分的研究. 中国中药杂志,1985(6):19
2. Hirakura K, Morita M, Nakajima K, et al. Phenolic glycosides from the root of Pueraria lobata. *Phytochemistry*,1997,46(5):921~928
3. Xu Huaneng, Chao-Hong He. Extraction of isoflavones from stem of *Pueraria lobata*(Willd.)Ohwi using n-butanol/water two-phase system and separation of daidzein. *Separation and Purification Technology*,2007(56):85~89

第八章 萜类和挥发油

实验十 烈香杜鹃挥发油的含量测定

烈香杜鹃系杜鹃花科杜鹃属植物（*Rhododendron anthopogonoides* Maxim）的叶。用于治疗气管炎及镇咳祛痰。挥发油为其有效成分之一。

一、烈香杜鹃挥发油中主要的化学成分

烈香杜鹃主要含黄酮化合物及挥发油。从挥发油中已分离鉴定出八种成分，其中 4-苯基丁酮-α 含量较高，约占挥发油的 40%。临床药理实验证明它有镇咳平喘作用。此外还有杜鹃酮、松樟脑、香叶烯（月桂烯）、柠檬烯、杜鹃烯、10-型芹子烯和 γ-芹子烯等。

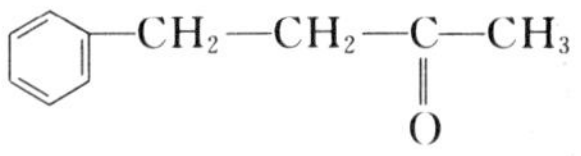

4-苯基丁酮-α
(Benzylacetone)
沸点 100.5～102 ℃/8 mmHg

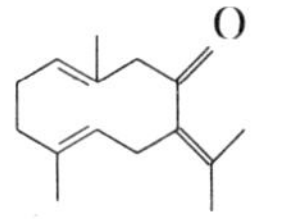

杜鹃酮
(Germacrone)
熔点 48 ℃

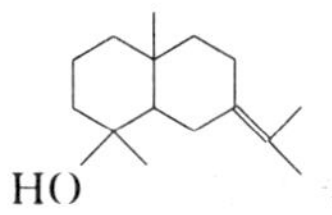

松樟脑
(Juniper Camphor)
熔点 155～150 ℃

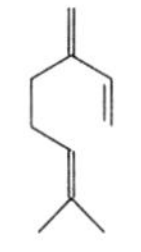

香叶烯（月桂烯）
(Myrcene)
熔点 171 ℃

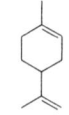
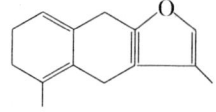

柠檬烯
(Limonene)
沸点 180～182 ℃/755 mmHg

杜鹃烯

γ-芹子烯
(γ-Selinene)

二、目的要求

1. 掌握测定挥发油含量的方法。
2. 熟悉挥发油的一般检识方法。

三、基本原理

本实验是根据植物原料中的挥发油经水蒸气蒸馏,随水蒸气馏出与水不相混溶的性质,用水蒸气蒸馏法提取。

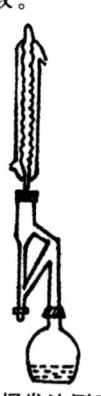

图 8-1 挥发油测定装置

四、操作

(一)挥发油测定方法

称取烈香杜鹃粗粉 50 g,置 1000 mL 圆底烧瓶中,加水 300 mL,振摇混合后连接挥发油测定器,并自冷凝管向测定器的刻度部分添加蒸馏水到溢流入烧瓶为止。缓缓加热到沸腾,并保持微沸约 5 h,至测定器中的油量不再增加。停止加热,放置片刻,打开测定器下端的活塞,将水缓缓放出,至油层上端到 0 度线约 5 mL 处为止。放置 1 h,再开启活塞使油层下降至恰与 0 度线平齐,读取挥发油量并换算成样品的百分含量。

(二)挥发油的性质反应

1. 挥发油和油脂滴在滤纸上,加热,观察现象。
2. 将挥发油滴 1 滴在滤纸上,喷以新配制的 5% 香草醛硫酸溶液,观察有何现象。

(三)薄层色谱

吸附剂:硅胶(150~200 目),干法铺板。

展开剂:石油醚(60~90 ℃)—乙酸乙酯(7∶3)。

样品:挥发油。

显色剂:5% 香草醛浓硫酸溶液。

五、思考题

1. 水蒸气蒸馏法适用于提取什么样的成分？操作中应注意哪些问题？
2. 挥发油类成分常用的定性方法有哪些？

六、参考文献

1. 裴月湖主编. 天然药物化学实验. 北京:人民卫生出版社,2005
2. 中国医学科学院药物研究所. 全国防治慢性气管炎杜鹃类药物有效成分黄酮类化合物资料汇编,1977.5

实验十一 丹皮酚的提取、分离和制剂鉴别

牡丹皮为毛茛科植物牡丹(*Paeonia suffruticosa* Andr.)的干燥根皮。本品具有清热凉血、活血化瘀的作用,用于温毒发斑、吐血、夜热早凉、无汗骨蒸、闭经痛经、肿痛疮毒、跌打损伤等症。其主要成分有丹皮酚(含量 1.9%~2%)、牡丹酚苷(丹皮酚苷)、牡丹酚原苷(含量 5%~6%)、牡丹酚新苷、芍药

苷,尚含挥发油约 0.15%～0.4% 及植物甾醇等。含丹皮酚的还有矮牡丹(*Paeonia suffruticosa* var. spontanea Rehd.)、紫斑牡丹(*Paeonia suffruticosa* var. papaveracea Andr. Kerner)的根皮,及黄丹皮(*P. potanini* Kom)、四川牡丹(*Paeonia Szechuanica* Fang)、徐长卿[*Cynanchum Paniculatum* (Bunge)Kitagawa]。

一、丹皮中主要成分的物理性质

(一)丹皮酚(paeonol)

分子式 $C_9H_{10}O_3$,白色针状结晶,熔点 49.5～50.5 ℃。稍溶于水,具有挥发性,能随水蒸气蒸馏,能溶于乙醇、乙醚、丙酮、氯仿、苯等。$UV\lambda_{max}^{EtOH}$(nm)(lgε):291(4.01),274(4.17),316(3.84)。

(二)丹皮酚苷(paeonoside)

分子式 $C_{15}H_{20}O_8$,无色柱状结晶(乙醇),熔点 81～82 ℃,$[\alpha]_D^{20} -39.33°$ ($c=6.0, H_2O$)。可溶于水、醇、丙酮、乙酸乙酯,微溶于氯仿、苯等。

(三)丹皮酚原苷(paeonolide)

分子式 $C_{20}H_{28}O_{12}$,无色柱状结晶(乙醇—乙酸乙酯),熔点 157～158 ℃,$[\alpha]_D^{20} 18.20°(c=0.36, H_2O)$。可溶于水、醇、丙酮、乙酸乙酯,难溶于苯、石油醚等。

丹皮酚　　　R＝H
丹皮酚苷　　R＝葡萄糖
丹皮酚原苷　R＝葡萄糖—阿拉伯糖

二、目的要求

1. 掌握用水蒸气蒸馏法提取丹皮酚的方法。
2. 掌握丹皮酚的色谱检识和定性检识。
3. 熟悉杞菊地黄丸中主要成分丹皮酚的鉴别方法。

三、基本原理

丹皮酚具有挥发性,可随水蒸气蒸馏,又因在冷水中难溶,故放冷后析出结晶。

杞菊地黄丸中含有 8 味中药,牡丹皮中的丹皮酚为有效成分之一,利用丹皮酚溶于乙醚的性质,用乙醚提取,并将醚提取液用酚类的显色反应检识,与丹皮药材提取液和丹皮酚标准品对照鉴别。

四、操作

(一)丹皮酚的提取分离

取市售丹皮①150 g,粉碎,加入 700 mL 蒸馏水、10 mL 乙醇② 和 40 g 氯化钠③,浸润后,进行水蒸气蒸馏,收集蒸馏液约 300 mL。将蒸馏液放冷,静置过夜,有白色针状结晶析出,滤取结晶,干燥,称重。如结晶不纯,可加入 95% 乙醇至全部溶解(约为粗晶的 15 倍),抽滤,滤液中加入 4 倍量的蒸馏水,使溶液呈乳白色,静置后则有大量白色针状结晶析出。若在提取过程中得不到白色结晶,只有油珠状物质沉出,可在蒸馏液中加入少量晶种,摩擦瓶壁后,即有较大量的丹皮酚结晶析出。也可用乙醚萃取蒸馏液几次,合并萃取液后,加无水硫酸钠脱水,回收乙醚至少量,放置析晶,抽滤,结晶用少量水洗 2~3 次,置干燥器中干燥后称重。

(二)丹皮酚的鉴定

1. 显色反应

(1)三氯化铁反应:取丹皮酚结晶少许,滴加 5% 三氯化铁醇溶液,观察现象。

(2)与浓硝酸反应:取丹皮酚结晶少许,滴加浓硝酸数滴,观察现象。

2. 薄层色谱鉴别

薄层析:硅胶 G-CMC-Na 板。

点样:丹皮酚供试品和对照品的乙醇溶液。

展开剂:环己烷—乙酸乙酯(3∶1)。

展开方式:上行展开,展距 10 cm。

显色:喷以盐酸酸化的 5% 三氯化铁醇溶液,热风吹至斑点显色清晰。

观察记录:记录图谱及斑点颜色。

(三)制剂的薄层色谱鉴别——杞菊地黄丸中丹皮酚的鉴别

本品为蜜丸或水蜜丸,具有滋肾养肝的功效,由枸杞子、菊花、熟地黄、山茱萸(制)、牡丹皮、山药、茯苓、泽泻八味中药组成。

1. 预处理

(1)供试液的制备:取本品大蜜丸 9 g(水蜜丸 6 g),切碎,加硅藻土 4 g 研匀(水蜜丸研碎),加乙醚 40 mL,水溶液加热回流 1 h,过滤。滤液挥去乙醚,残渣加乙醇 1 mL 使之溶解,即为供试液。

(2)对照液的制备:自制丹皮酚及丹皮酚对照品加乙醇,各制成 1 mL 含 1 mg 丹皮酚的溶液。

2. 薄层色谱鉴别

薄层析:硅胶 G-CMC-Na 板。

点样:供试液、自制丹皮酚及丹皮酚对照品的乙醇液各点样 10 μL。

展开剂:环乙烷—乙酸乙酯(3∶1)。

展开方式:上行展开,展距 10 cm。

显色:喷以盐酸酸化的 5‰ 三氯化铁醇溶液,热风吹至斑点显色清晰。

观察记录:记录图谱及斑点颜色。

五、注意事项

①丹皮因产地、采收季节的不同,丹皮酚含量差异较大,春秋季节采收含量高,以四川产的含量较高。实验时可以根据含量加减提取的药材量。

②丹皮酚易溶于热水而难溶于冷水,若采用一般装置,由于初馏液中的丹皮酚浓度过大,遇冷易析出结晶,固着于冷凝管内壁,加入乙醇可把固着于冷凝管内壁的丹皮酚溶解而流入接收瓶中。

③加入氯化钠可明显提高蒸馏速度,缩短提取时间。

六、思考题

1. 丹皮酚还可用什么方法提取分离?
2. 水蒸气蒸馏法适用于提取什么样的成分?操作中应注意哪些问题?
3. 如何利用原药材鉴定成药中的某一成分?

七、参考文献

1. 于津,肖培根.牡丹芍药中活性成分的动态研究.药学学报,1985,20(10):782

2. 徐礼莱.中草药有效成分分析法(上册).北京:人民卫生出版社,1982

实验十二　陈皮挥发油的提取与鉴定

陈皮为芸香科植物橘(*Citrus reticulata* Blanco)及其栽培变种的干燥成熟果皮。为理气健脾、燥湿化痰的中药。陈皮挥发油有祛痰作用，对胃肠道有温和的刺激作用，能促进消化液分泌，排除肠内积气。对肺炎双球菌、甲型链球菌等有很强的抑制作用。

一、陈皮挥发油中主要化学成分的物理性质

陈皮含挥发油 1.5%～2%，油中主要成分为右旋柠檬烯(80%以上)。

(一)右旋柠檬烯(D-limonene)

液体，沸点 175.5～176.5 ℃(101.3kPa)，$[\alpha]_D^{20}$ +123.8°。可溶于乙醚、丙酮，不溶于水。

(二)D-α-松油醇(D-α-terpineol)

熔点 37 ℃，沸点 104 ℃(约 2 kPa)，$[\alpha]_D^{20}$ +100.5°。可溶于乙醚，不溶于水。

(三)β-榄香烯(β-elemene)

液体，沸点 114～118 ℃(约 1.2 kPa)，$[\alpha]_D^{20}$ -15°。可溶于乙醚，不溶于水。

(四)1-水芹烯(1-α-phellandrene)

油状液体，沸点 171～172 ℃，$[\alpha]_D^{20}$ -120°。可溶于乙醚，不溶于水。

(五)1-β-水芹烯(1-β-phellandrene)

油状液体，沸点 178～179 ℃，$[\alpha]_D^{20}$ -51.9°。可溶于乙醚，不溶于水、乙醇。

二、目的要求

1. 掌握挥发油的一般提取和鉴定方法。
2. 掌握用水蒸气蒸馏法从药材中提取挥发油类的方法。

三、基本原理

挥发油与水不相混溶,在加热后当两者蒸气压的总和与大气压相等时,溶液即开始沸腾,继续加热则挥发油可随水蒸气蒸馏出来。因此,含挥发油的中草药可以利用水蒸气蒸馏法来提取。

四、操作

(一)提取

称取粉碎陈皮 100 g,置 1000 mL 圆底烧瓶中,加蒸馏水浸过药面,振荡混合,连接挥发油测定器与回流冷凝管,直火回流至测定器中油量不再增加。冷置,分层,开启测定器下端活塞,使油层下降至其上端与"0"线平齐,读取挥发油,计算百分含量。缓缓放出水分,接收挥发油,加入无水硫酸钠干燥,密闭保存。

(二)鉴定

1. 记录陈皮挥发油的色泽、气味。
2. 测定折光率。
3. 将挥发油滴于滤纸上,加温烘烤,观察油斑是否消失。
4. 薄层层析

样品:自提陈皮挥发油。
标准品:柠檬烯。
吸附剂:硅胶 G-CMC。
展开剂:石油醚—乙酸乙酯(9∶21)。
显色剂:2%高锰酸钾水溶液。

五、注意事项

1. 如用干品,蒸馏前应浸泡 2 h 以上。
2. 直火加热时,注意控制温度,最好电炉配置调压器。

六、思考题

1. 挥发油的贮藏应当注意什么?
2. 挥发油的提取还有什么方法?

3. 简述挥发油的化学组成及主要功能基。

七、参考文献

1. 徐任生,陈仲良.中草药有效成分提取与分离.上海:上海科学技术出版社,1989
2. 吴立军.天然药物化学.第4版.北京:人民卫生出版社,2006
3. 张志海,王彩云,杨天鸣,等.陈皮的化学成分及药理作用研究进展.西北药学杂志,2005,20(1):47~48

第九章 三萜及其苷类化合物

实验十三 甘草酸的提取

甘草为豆科植物甘草(*Glycyrrhiza uralensis* Fisch.)、胀果甘草(*Glycyrrhiza inflate* Bat.)或光果甘草(*Glycyrrhiza glabra* L)的干燥根及根茎。春、秋两季采挖,除去须根,晒干。具有补脾益气、清热解毒、祛痰止咳、缓急止痛、调和诸药的功效。用于脾胃虚弱,倦怠乏力,心悸气短,咳嗽痰多,脘腹、四肢挛急疼痛,痈肿疮毒,缓解药物毒性、烈性。近年研究表明,甘草具有较强的抗溃疡、抗炎、抗变态反应作用,临床上也用于治疗和预防肝炎。此外,尚有抗肿瘤和抑制艾滋病病毒等作用。

甘草酸(glycyrrhizic acid)或称甘草皂苷(glycyrrhizin),是甘草的主要成分,也是有效成分,在甘草中的含量为7%~10%,味极甜,故又称甘草甜素。

甘草是常用和重要的中药之一,有较强的解毒作用,中药用于清热解毒,调和诸药,此外尚有类皮质激素、抗炎、抗胃溃疡、镇咳祛痰、解痉等方面的药理作用。甘草中还含有多种黄酮成分,及甘草素(liquritigenin)、异甘草素(isoliquritigenin)、甘草苷(liquritin)、新甘草苷(neoliquritin)、新异甘草苷(neoisoliquritin)和异甘草素-4-β-葡萄糖-β-洋芫荽糖苷等。

一、主要成分的结构及物理性质

甘草酸有甜味,由18-β-甘草次酸(glycyrrhetinic acid)与两分子葡萄糖醛酸组成。由乙酸中结晶出的甘草皂苷为无色柱状结晶,熔点约220 ℃(分解),易溶于热稀乙醇,几乎不溶于无水乙醇或乙醚。水溶液有微弱的发泡性和溶血性。

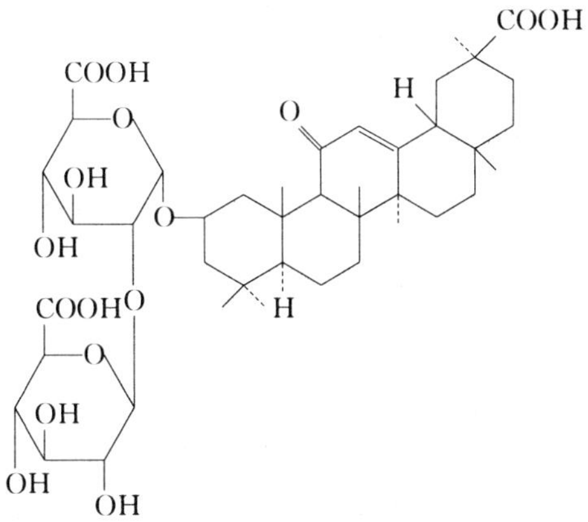

第九章 三萜及其苷类化合物

甘草酸

二、目的要求

1. 掌握甘草酸的提取原理和方法。
2. 熟悉皂苷的性质和鉴定方法。

三、实验原理

甘草酸在原料中以钾盐或钙盐形式存在,其盐易溶于水,因此用水温浸,提出甘草酸盐,再加硫酸,因难溶于酸性冷水,而析出游离的甘草酸。

甘草酸可溶于丙酮中,加氢氧化钾后,生成甘草酸三钾盐结晶,此结晶极易吸潮不便保存,加冰醋酸后,转变为甘草酸单钾盐,具有完好的晶形,易于保存。

四、操作

(一)甘草酸的提取

取甘草粗粉 20 g,加水 150 mL,于电热套上加热煮沸 30 min,棉花过滤。药渣再用 100 mL 水煮 30 min,棉花过滤。合并滤液,滤液放冷后加入浓硫酸调 pH 2~3,放置,抽滤,水洗沉淀,干燥,得甘草酸粗品。

(二)甘草酸三钾盐的制备

将粗制甘草酸置圆底烧瓶中,用 50 mL 乙醇回流 1 h,过滤。残渣再用 30 mL 乙醇回流 30 min,过滤。合并滤液,浓缩至 20 mL,放冷,在搅拌下加入

20％KOH乙醇溶液至不再析出沉淀,此时溶液pH＝8。静置,抽滤,沉淀为甘草酸三钾盐结晶,于干燥器内干燥,称重。

(三)甘草酸单钾盐的制备

甘草酸三钾盐置小烧杯中,加15 mL冰醋酸,水浴上加热溶解,热过滤,再用少量热冰醋酸淋洗滤纸上吸附的甘草酸。滤液放冷后,有白色的结晶析出,抽滤,用无水乙醇洗涤,得乳白色甘草酸单钾盐。

(四)鉴定

1. 醋酐—浓硫酸反应(Liebermann-Burchard反应)

取甘草酸少量于试管中,加醋酐2～3滴使溶解,再加半滴浓硫酸观察颜色变化。

2. 氯仿—浓硫酸反应

取甘草酸少量,加1 mL氯仿,再沿试管壁滴加浓硫酸1 mL,观察两层的颜色变化及荧光。

3. 薄层色谱

吸附剂:硅胶G板110 ℃活化半小时。

展开剂:正丁醇—醋酸—水(6∶1∶3上层)。

样品:甘草酸标准晶体,甘草酸样品70％乙醇液。

显色剂:磷钼酸。

五、注意事项

1. 甘草酸三钾盐极易吸潮,因此必须在干燥器中保存。
2. 薄层鉴定中显色前,薄层板上的展开剂需挥干。

六、思考题

1. 提取甘草酸还有哪些方法?
2. 如何鉴别皂苷?如何区别甾体皂苷与三萜皂苷?

七、参考文献

1. 中国医学科学院药物研究所编.中草药有效成分的研究(第一分册).北京:人民卫生出版社,1972
2. 阚敏铭主编.中药化学实验操作技术.北京:中国医药科技出版社,

1988

3. 裴月湖主编. 天然药物化学实验. 北京:人民卫生出版社,2005

实验十四　女贞子中齐墩果酸的提取、分离与鉴定

女贞子为木樨科植物女贞(*Ligustrum lucidum* Ait.)的干燥成熟果实。齐墩果酸以游离态和结合态共存于女贞子中,经检测发现齐墩果酸以幼果期含量最高,可达8.04%,随着发育成熟下降到2.5%左右。女贞子还含橄榄苦苷、D-甘露醇、硬脂酸、植物蜡等。

齐墩果酸属五环三萜类化合物,广泛分布于植物界,以游离态、酯、苷的形式存在于150多种植物中,而多数以结合态形式存在。药理研究表明其促进免疫的主要有效成分为齐墩果酸、乌苏酸及乙酰齐墩果酸。齐墩果酸是一种广谱抗变态反应药,对Ⅰ、Ⅱ、Ⅲ、Ⅳ型变态反应均有抑制作用;它又是一种良好的免疫调节剂,有抑制肿瘤,降低转氨酶,防治肝炎、肝硬化,降血糖,升白细胞和增强机体免疫功能等方面的功效,为常用的扶正固本中药。

一、女贞子中主要成分的结构及物理性质

(一)齐墩果酸(oleanolic acid)

分子式$C_{30}H_{48}O_3$,白色针状结晶(95%乙醇),熔点305~306 ℃,$[\alpha]_D^{20}$ +79.5°(三氯甲烷)。可溶于热甲醇、乙醇、乙醚、三氯甲烷、丙酮等,不溶于水。$UV\lambda_{max}^{MeOH}$(nm):208。$IR\nu_{max}^{KBr}$(cm^{-1}):3400(OH),1690(C=O),1390,1370,1320,1306,1269。

(二)乌苏酸(ursolic acid)

分子式$C_{30}H_{48}O_3$,白色针状结晶(95%乙醇),熔点286~287 ℃,$[\alpha]_D^{20}$ +61°($c=0.5$,吡啶)。易溶于二氧六环、吡啶,可溶于热乙醇,微溶于苯、三氯甲烷、乙醚,不溶于水。$UV\lambda_{max}^{MeOH}$(nm):205。$IR\nu_{max}^{KBr}$(cm^{-1}):3420(OH),1693(C=O),1454,1382,1270,1028。

(三)乙酰齐墩果酸(acetyl oleanolic acid)

白色簇晶。熔点258~260 ℃。溶于三氯甲烷、乙醚、无水乙醇,不溶于水。$IR\nu_{max}^{KBr}$(cm^{-1}):3400,2940,1735,1700,1640,1460,1365,1245(—OAc),

1175,1160,1025。

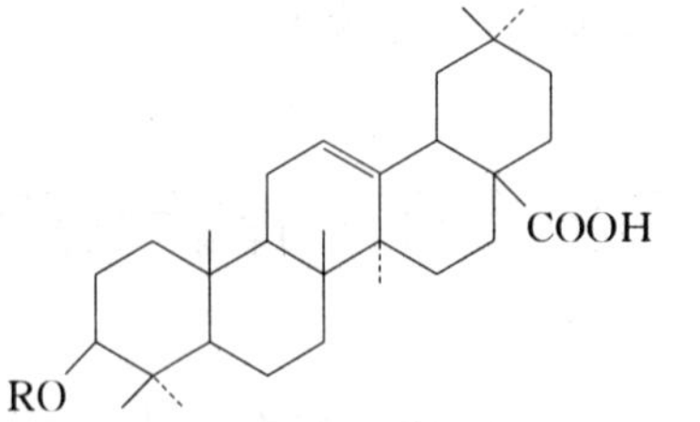

齐墩果酸 R＝H
乙酰齐墩果酸 R＝—OCOCH$_3$

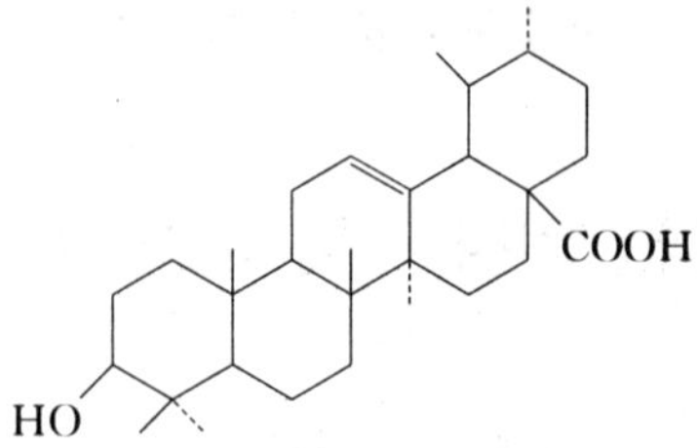

乌苏酸

二、目的要求

1. 掌握三萜皂苷元的提取、分离和鉴定技术，熟悉三萜皂苷的性质。
2. 掌握两相溶剂水解方法。

三、基本原理

根据女贞子中齐墩果酸以游离型和结合成苷的形式共存于果实中，采用酸水解三氯甲烷萃取同步法提取齐墩果酸。

四、操作

（一）提取

称取女贞子果皮粗粉 50 g，置于圆底烧瓶内，加 15% 盐酸溶液 350 mL、三氯甲烷 250 mL，70 ℃ 水浴回流水解 2 h，过滤，分取三氯甲烷提取液（用常水洗至中性，用无水硫酸钠脱水干燥，过滤）另存。残渣用水洗至中性，抽干，干燥药渣至含水量小于 10%。将干燥药渣置于圆底烧瓶内，加三氯甲烷 250 mL 回流 1 h，合并两次三氯甲烷提取液。三氯甲烷回收至糖浆状，趁热转移至烧杯中，冷后成半固状物。

（二）精制

取上述半固状物，以少量苯洗涤，除去脂溶性较大的成分，即有固体析出，抽干得浅黄色析出物。用 1∶100 倍量(W/V)95% 乙醇回流 10 min，过滤，滤液浓缩至小体积，放置，析出粗晶，抽滤得齐墩果酸粗品。反复用 95% 乙醇重结晶，可得较纯的齐墩果酸。

(三)鉴定

1. 呈色反应

取齐墩果酸少许置试管中,加醋酐 1 mL,使溶解后,沿试管壁加硫酸数滴,在两液层交界处出现紫红色环。

2. 薄层色谱鉴定

吸附剂:硅胶 G-CMC-Na 薄层板。

样品:齐墩果酸乙醇溶液、齐墩果酸对照品乙醇溶液。

展开剂:三氯甲烷—丙酮(95∶5)。

显色:喷 10%硫酸甲醇溶液,105 ℃烘至显色,日光和紫外光灯(365 nm)下检识。

实验结果记录:观察斑点颜色,记录图谱并计算 R_f 值。

五、注意事项

1. 女贞子中齐墩果酸的含量因采收季节、产地不同有较大差异,可根据原料含量酌情增减取材量。

2. 用苯洗涤应控制用量,以防主要成分的损失。也可用适量石油醚替代。

3. 显色后的硅胶板在加热时,烘烤至斑点清晰即可离开热源,否则难以观察。

六、思考题

1. 齐墩果酸和熊果酸在结构上有何差异?薄层色谱中如何区分?试述分离它们的方法。

2. 采用果皮作原料的优点是什么?

2. 两相溶剂水解法的原理是什么?

七、参考文献

1. 李勇.女贞子研究进展.中草药,1994,25(8):441～443

2. 吴遒居.中草药中齐墩果酸含量的测定.中草药,1992,23(9):467～468

3. 唐峰柏.齐墩果酸提取工艺改进.中草药,1989,20(3):113～114

第十章 甾体及其苷类化合物

实验十五 薯蓣皂苷元的提取、精制和鉴定

我国的薯蓣属植物有八十多种,其中近二十种含有薯蓣皂苷。可以用来生产薯蓣皂苷元的植物主要有盾叶薯蓣(*Dioscorea zingiberensis* C. H. Wright)、穿龙薯蓣(*D. nipponica* Makino)、黄山药(*D. panthaica* Prain et Burk.)、柴黄姜[*D. nipponica* Makino Subsp *rosthornii* (Prain et Burk.) Ting]等。本实验采用穿龙薯蓣为原料。

穿山龙为薯蓣科穿龙薯蓣的干燥根茎,具有活血通络、祛风除湿、清肺化痰等功效。现代药理研究认为有镇咳、祛痰、平喘等作用。但其主要用途是提取薯蓣皂苷元,为生产甾体激素类药物和甾体避孕药提供原料。

一、已知主要成分的理化性质

穿山龙含有多种甾体皂苷,其中薯蓣皂苷含量最高。这些皂苷水解后大多能生成薯蓣皂苷元,薯蓣皂苷元的含量约为2%。

(一)薯蓣皂苷元(diosgenin)

经薯蓣皂苷酸水解而获得,近年来研究表明具有明显的抗肿瘤活性。该成分为白色结晶(丙酮),分子式$C_{27}H_{42}O_3$,熔点204~207 ℃,$[\alpha]_D^{20}-129°$($c=1.4, CHCl_3$),$UV \lambda_{max}^{MeOH}(nm):239$。难溶于水,可溶于一般的有机溶剂和醋酸。

(二)薯蓣皂苷(dioscin)

白色针状结晶(甲醇),分子式$C_{45}H_{72}O_{16}$,熔点275~280 ℃,$[\alpha]_D^{20}-95°$,$UV \lambda_{max}^{MeOH}(nm):201$。难溶于水,稍溶于乙醇,易溶于吡啶、热甲醇及三氯甲

烷—甲醇(3∶1)混合液。

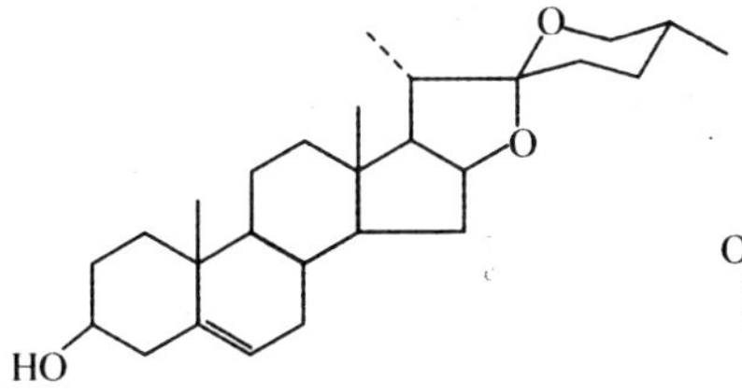

薯蓣皂苷元 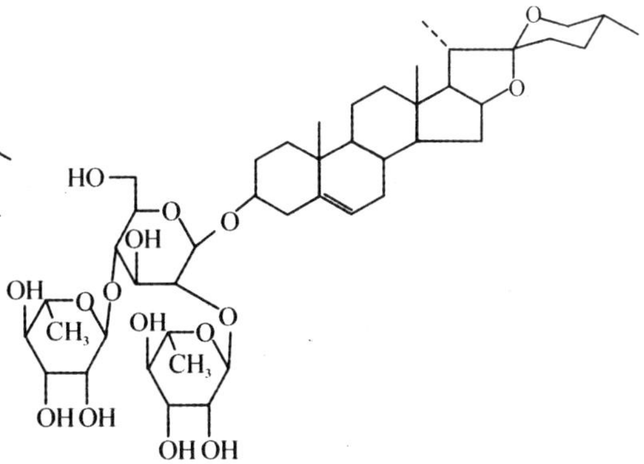　　　　　　　　薯蓣皂苷

二、目的要求

1. 掌握穿山龙(穿龙薯蓣)中薯蓣皂苷元的提取和精制方法。
2. 熟悉薯蓣皂苷及皂苷元的性质和检识方法。

三、基本原理

本实验以穿山龙(穿龙薯蓣)为原料,加入硫酸溶液进行煮沸,以水解薯蓣皂苷为薯蓣皂苷元,将水解原料加以干燥后,再用石油醚连续回流提取薯蓣皂苷元。

四、操作

(一)薯蓣皂苷元的提取

称取穿山龙(穿龙薯蓣)粗粉或饮片 50 g,加水 250 mL,水浴上保温 35 ℃放置过夜。次日加浓硫酸 20 mL 混合均匀,室温放置过夜浸泡,再于直火下煮沸,控制微沸状态 4～6 h,随时补充损失的水分,直到瓶内药材变为暗褐色后停止加热。倾泻除去酸水,再用清水漂洗至水洗液呈中性,用纱布(双层)包好水解药材,尽量挤出多余的水分,然后将药渣摊于搪瓷盘中,置于 100 ℃ 烘箱中鼓风干燥。待完全烘干之后取出,压碎成粗粉,装于特制的滤纸筒内,以精棉封堵筒口。将滤纸筒置于脂肪提取器中,连接蒸馏瓶和冷凝管,由上端加入石油醚(30～60 ℃)150～200 mL,在沸水浴上连续回流提取 6～8 h。将连续回流得到的石油醚提取液蒸馏回收石油醚至剩余约 20 mL 时,倒入小烧杯中,密盖,置于冰箱中析晶。待结晶全部析出后,滤集结晶,晾干,得白色粗制薯蓣皂苷元。

(二)薯蓣皂苷元的精制

将上述所得到薯蓣皂苷元粗制品置于小圆底烧瓶中,加约 50 mL 甲醇后于沸水浴上加热回流至完全溶解,取下放冷,加活性炭约 0.6 g,继续回流半小时,趁热迅速抽滤。滤液冷至室温后再放冰箱中析晶,滤集,得白色精制薯蓣皂苷元,干燥,称重,计算提取率。

(三)鉴定

1. 呈色反应

(1)醋酐—浓硫酸反应:取实验产品少许,置白瓷皿中,加冰醋酸 0.5 mL 溶解,又加醋酐 0.5 mL 搅匀,再加浓硫酸 1 滴于溶液的边缘,液体出现紫红色,最后变成污绿色。

(2)三氯甲烷—浓硫酸反应:取实验产品少许,加三氯甲烷 1 mL、浓硫酸 1 mL,混匀后放置,则三氯甲烷层显红色或青色,硫酸层显绿色荧光。

2. 薄层色谱鉴定

吸附剂:硅胶 G-CMC-Na 薄层板。

样品:实验产品的乙醇溶液,1%薯蓣皂苷元的乙醇溶液对照品。

展开剂:苯—乙酸乙酯(8∶2)。

显色剂:1%磷钼酸溶液(喷洒后加热,显紫蓝色斑点)。

实验结果记录:观察斑点颜色,记录图谱并计算 R_f 值

五、注意事项

1. 经水解后的原料应用水充分漂洗以除去余酸,直至水洗液呈中性为止。烘干水解原料时最好同时鼓风,以加快烘干速度,否则可因洗酸不彻底,烘干时间太久,受热不均而造成炭化。

2. 在连续回流提取过程,水温不一定要沸腾。因石油醚的沸点(30~60 ℃)通常较低,只需维持石油醚的沸腾状态达到保持回流继续进行即可,以免因水浴温度太高而造成石油醚挥发损失。

3. 回收石油醚的蒸馏操作也不必另换蒸馏装置,只将提取器中的滤纸筒取出,再照原样装好,仍用脂肪提取器继续以回流方式进行蒸馏。当蒸馏出来的石油醚接近提取器的虹吸侧管顶端时,即迅速取下原来的圆底烧瓶,另换一

接收器,稍倾斜提取器,使器中石油醚沿虹吸管流出至新的接收器中,再换上原来的圆底烧瓶继续回收。如此反复蒸馏几次,即可完成回收石油醚的操作。

六、思考题

1. 穿山龙经水解后,薯蓣皂苷元应存在什么地方?
2. 使用索氏提取器有什么优点?应注意哪些问题?
3. 薯蓣皂苷与薯蓣皂苷元在理化性质上有哪些不同之处?如何鉴别它们?

七、参考文献

1. 裴月湖主编.天然药物化学实验.北京:人民卫生出版社,2005
2. 杨月主编.天然药物化学实验.北京:中国医药科技出版社,2006

实验十六　黄花夹竹桃中强心苷类成分的提取、分离和鉴定

夹竹桃科植物黄花夹竹桃(*Thevetia peruviana* Merr.)的果仁中含多种强心苷,结构已知者有黄夹苷甲、乙(thevetin A、B)、黄夹次苷甲(peruvoside)、黄夹次苷乙(neriifolin)、黄夹次苷丙(ruvoside)、黄夹次苷丁(perusitin)和单乙酰黄夹次苷乙(cerberin)。其中黄夹苷甲、乙为原生苷,含量分别为1.26%、2.04%,其余为次生苷。

一、黄花夹竹桃中已知主要成分的理化性质

(一)黄夹苷甲

无色针状结晶,熔点 190～192 ℃,$[\alpha]_D^{20}$ −75°(甲醇)。UVλ_{max}^{MeOH}(nm):218。IRν_{max}^{KBr}(cm^{-1}):3450,1743,1718,1709,1655,1632。

(二)黄夹苷乙

针状结晶(水),熔点 190～195 ℃,$[\alpha]_D^{20}$ −57°(甲醇)。UVλ_{max}^{MeOH}(nm):219。IRν_{max}^{KBr}(cm^{-1}):3450,1743,1655,1632。

(三)黄夹次苷甲

菱形白色结晶(稀甲醇),熔点161～164 ℃,$[\alpha]_D^{20}-67.7°$(甲醇)。在水中的溶解度为1∶2500,易溶于氯仿和丙酮,微溶于甲醇和乙醚。UVλ_{max}^{MeOH}(nm):218。IRν_{max}^{KBr}(cm^{-1}):3490,1375,1724,1707,1620。

(四)黄夹次苷乙

白色结晶(甲醇),熔点203～207 ℃,$[\alpha]_D^{20}-52.7°$(甲醇)。UVλ_{max}^{MeOH}(nm):218。IRν_{max}^{KBr}(cm^{-1}):3470,1741,1655,1632。

(五)黄夹次苷丙

白色棱柱状结晶(甲醇),熔点239～240 ℃,$[\alpha]_D^{20}-55.5°$(甲醇)。UVλ_{max}^{MeOH}(nm):218。IRν_{max}^{KBr}(cm^{-1}):3366,1727,1613,1393,1020。

(六)黄夹次苷丁

白色棱柱状结晶(甲醇—乙醚),熔点168～170 ℃,$[\alpha]_D^{20}-45.5°$(甲醇)。UVλ_{max}^{MeOH}(nm):218。IRν_{max}^{KBr}(cm^{-1}):3356,1788,1748,1695,1623,1377,1026。

(七)单乙酰黄夹次苷乙

白色针状结晶(甲醇—水),熔点215～218 ℃,$[\alpha]_D^{20}-82.4°$(甲醇),有毒。可溶于乙醇、氯仿、乙酸及乙醚,几乎不溶于水。UVλ_{max}^{MeOH}(nm):218。IRν_{max}^{KBr}(cm^{-1}):3470,1795,1763,1730,1613,1393,1275～1250,1020。

	R	R'
黄夹苷甲	CHO	黄夹糖 $\underline{6-1}$ 葡萄糖 $\underline{4-1}$ 葡萄糖
黄夹苷乙	CH$_3$	黄夹糖 $\underline{6-1}$ 葡萄糖 $\underline{4-1}$ 葡萄糖
黄夹次苷甲	CHO	黄夹糖
黄夹次苷乙	CH$_3$	黄夹糖
黄夹次苷丙	CH$_2$OH	黄夹糖
黄夹次苷丁	COOH	黄夹糖
单乙酰黄夹次苷乙	CH$_3$	2-乙酰基黄夹糖

二、目的要求

1. 掌握强心苷的性质及其提取、分离方法和原理。
2. 熟悉干柱层析法分离化合物的原理和操作技术。
3. 熟悉强心苷的鉴定方法。

三、基本原理

黄花夹竹桃 7 种强心苷中黄花夹竹桃苷甲、黄花夹竹桃苷乙为原生苷,其余 5 种为次生苷。本实验因为在提取过程中进行了酶解,故得到的强心苷应为黄花夹竹桃总次苷,这 5 种黄花夹竹桃次生苷的极性大小按下列顺序排列:

黄夹次苷丁＞黄夹次苷丙＞黄夹次苷甲＞黄夹次苷乙＞单乙酰黄夹次苷乙。

它们在 Al_2O_3(Ⅱ级、中性)薄层上,用氯仿—丙酮(1∶1)展开时,黄夹次苷丁的 R_f 值最小(一般留在原点),单乙酰黄夹次苷乙的 R_f 值最大,以此类推,彼此可以清晰分离,故可将氧化铝薄层条件移到氧化铝柱层析上来分离这 5 种黄夹次苷。而本实验就是用氧化铝柱层析,用氯仿—丙酮(1∶0.7)为展开剂进行分离的。

四、操作

(一)提取

称取黄花夹竹桃果仁 50 g,粉碎成粗粉,装入滤纸筒内,置索氏提取器中,用石油醚回流 2 h。取出药渣,挥散溶剂,研成细粉,再用石油醚回流 2~3 h 至脱脂完全,干燥称重。

将脱脂粉末置三角烧瓶中,加 5 倍量水及少量甲苯(约为脱脂粉末重量 2.5% 的甲苯),振摇后加塞,于 35~40 ℃恒温箱中酶解 24 h。

向酶解物中加乙醇振摇提取 3 次,每次用乙醇 250 mL,振摇十余分钟,放置,过滤。合并滤液,先减压回收乙醇至一定体积,再改用蒸发皿在水浴上浓缩至脱脂粉末的 1~2 倍量体积,加 1 倍量水,放置 24 h,粗晶析出完全后,抽滤,红外灯下烘干,称重。

向粗晶中加入 95% 乙醇 35 mL,加热回流使溶解,放冷,加入为粗晶量 0.1% 的活性炭,加热回流 10 min。趁热抽滤,滤液加 1 倍量水,放置,结晶析出后抽滤,得亲脂性总单糖苷精制品。

(二)干柱层析分离

取色谱用中性氧化铝 30 g,装于 1.6 cm×30 cm 的色谱柱中。将亲脂性总单糖苷精制品以少许氯仿溶解,加样,用氯仿—丙酮(1:0.7)作洗脱剂洗脱,每 20 mL 为一流分。各流分回收溶剂后,用薄层板检查,相同者合并,将其中已分离成单一成分者分别用稀甲醇重结晶,称重,供鉴定。

(三)鉴定

1. 呈色反应

(1)Liebermann-Burchard 反应:取样品 0.1～0.2 mg,置于白瓷反应板上,加入乙酸酐 0.3 mL,然后在其旁加入浓硫酸 1 微滴(用毛细管),先在两交界面出现红色,渐渐变为紫—蓝—绿等色,最后褪色。

(2)Legal 反应:取样品 1～2 mg,溶于 2～3 滴吡啶中,加入 0.3％亚硝酰铁氰化钠溶液 1～2 滴,混匀,再滴加 1％氢氧化钠溶液,反应液呈深红色,放置后褪色。

(3)Kedde 反应:取样品 1～2 mg,加乙醇数滴溶解,加入 Kedde 试剂呈紫色。

(4)Raymond 反应:取样品 1～2 mg 溶于甲醇中,加 0.1 mL 1％间二硝基苯乙醇溶液,再滴加 0.2 mL 20％ NaOH,呈蓝紫色。

(5)Keller-Killiani 反应:取样品结晶数粒,溶于 0.5 mL Keller-Killiani 试剂甲液中,沿管壁加入等量 Keller-Killiani 试剂乙液,分层静置。观察交界面上下两层的颜色变化,如有 2-去氧糖或其苷存在,上层渐渐出现天蓝色,下层颜色随苷元的性质而定。

2. 薄层层析鉴定

吸附剂:硅胶 G 薄层层析。

样品:经干柱层析得到的单体。

展开剂:氯仿—丙酮(1:1)。

显色剂:Kedde 试剂。

五、注意事项

酶解时加水量约为脱脂粉末的 5 倍量。

六、思考题

1. 根据黄夹次苷甲、乙、丙、丁和单乙酰黄夹次苷乙的结构,分析它们的极性大小,并推测它们在 TLC 上的前后位置。

2. 干柱层析有哪些优缺点？做干柱层析应注意哪些问题？

七、参考文献

1. 徐任生,陈仲良.中草药有效成分提取与分离.上海:上海科学技术出版社,1989

2. 阚敏铭主编.中药化学实验操作技术.北京:中国医药科技出版社,1988

第十一章 生物碱

实验十七 从三棵针中提取、分离小檗碱与小檗胺

三棵针为小檗属(Berberis)植物,种类繁多,是黄连、黄柏的重要代用品。根中含多种生物碱,有季胺类生物碱,如小檗碱(berberine,1.2%~3%),根皮含3%~5.5%,以及少量巴马亭(palmatine)、药根碱(jatrorrhigine)、非洲防己碱(columba mine)、木兰花碱(magnoflorine);有叔胺碱,如小檗胺(berbamine,0.45%~3.84%)、尖刺碱(oxyacanthine)、异粉防己碱(isotetrandrine)等。

小檗碱是一种常用的抗菌药,对菌痢、肠炎、上呼吸道感染等疾病有良好的疗效。小檗胺有升白细胞、降血压、利胆及镇咳等作用,对预防和治疗白细胞减少有较好的疗效。

一、主要成分的物理性质

(一)小檗碱

又名黄连素,熔点145 ℃,黄色针晶,能缓缓溶于水(1∶20)、乙醇(1∶100),易溶于热水及热乙醇,难溶于乙醚、石油醚、苯及氯仿。它的盐类在冷水中溶解度较小,如氯化小檗碱(1∶500),但硫酸小檗碱在水中溶解度很大(1∶30)。

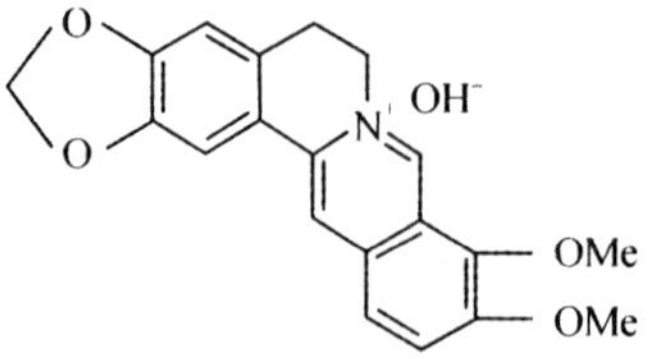

小檗碱

(Me=—CH_3)

(二)小檗胺

熔点 150 ℃,白色或无色结晶,难溶于水,易溶于乙醇中,可溶于乙醚、氯仿、石油醚。

小檗胺

二、目的要求

1. 熟悉小檗碱、小檗胺的结构与性质,掌握提取分离方法。
2. 掌握小檗碱、小檗胺的鉴识反应及薄层色谱鉴别。

三、基本原理

小檗碱、小檗胺的硫酸盐易溶于水,小檗碱的盐酸盐难溶于水,小檗胺的盐酸盐可溶于水。游离的小檗碱为季胺碱,可溶于水;游离的小檗胺是叔胺碱,难溶于水。因此,将植物原料用稀 H_2SO_4 溶液浸泡,然后用石灰乳调至 pH 12 左右,小檗碱游离而溶于水,小檗胺含酚羟基成钙盐也溶于水,黏液质及过量硫酸生成不溶性钙盐而沉淀析出。再加 NaCl,并用盐酸调 pH 至 8 左右时,小檗碱成难溶性的氯化小檗碱而析出,小檗胺游离析出,最后利用氯化小檗碱在热水中溶解度较大的性质与小檗胺分离。

四、操作

(一)小檗碱与小檗胺的提取

取三棵针粗粉 100 g,置 1000 mL 三角瓶内,加 700 mL 0.2%(V/V)的 H_2SO_4 溶液浸泡 24 h。纱布过滤,再用 400 mL 酸水同法提取一次,合并两次滤液于搪瓷缸内,搅拌下加入石灰乳至 pH 12,静置 30 min。抽滤,滤液中加入计算量(8% W/V)的 NaCl,静置,待沉淀完全后,滴加浓 HCl 至 pH

8~8.5,于 80 ℃热水中保温半小时,静置,抽滤。所得沉淀于 60 ℃以下干燥,称重,置 100 mL 烧杯中,加入 30 倍量蒸馏水,加热至沸,趁热抽滤,滤液内含小檗碱,沉淀为小檗胺的粗品。

(二)小檗碱与小檗胺的精制

趁热向上述滤液中滴加浓盐酸,调 pH 至 2,静置,氯化小檗碱沉淀析出,抽滤,60 ℃以上干燥,称重,计算得率(不得低于 0.2%)。

上步所得沉淀 60 ℃以下干燥,称重,置 50 mL 烧杯中,加 20 倍量乙醇加热溶解,加入 2% 活性炭,再加热煮沸 5 min,热过滤。滤液蒸除乙醇,剩 1/4 量,冷却,滴加蒸馏水至不再析出沉淀为止。用 5% NaOH 调 pH 至 8~8.5,80 ℃水浴加热 5 min 左右,放置,抽滤,干燥,再以 10 倍量乙醚溶解,过滤,回收乙醚,得白色小檗胺。

(三)鉴定

1. 小檗碱的鉴识

(1)取氯化小檗碱水溶液数滴,加浓 HNO_3 1 滴,观察现象;再滴加浓 HNO_3 观察有何变化。解释现象。

(2)取氯化小檗碱水溶液数滴,加锌粒少许,再加浓 H_2SO_4 数滴,观察现象并解释。

(3)取氯化小檗碱水溶液数滴,加 5% NaOH 2~3 滴,再加丙酮数滴,观察现象并解释。

2. 小檗胺的定性

(1)取小檗胺结晶少量,置白瓷板上,加 5% HCl 2 滴使溶解,再加固体硝酸钠使之饱和,移入毛细管中观察。

(2)取 1~2 粒 $KMnO_4$ 置白瓷板上,加 5% HCl 数滴使溶解,再加少量小檗胺结晶,观察颜色变化。

3. 薄层色谱

层析板:硅胶 G 板,110 ℃活化半小时。

展开剂:氯仿—甲醇—氨水(15∶4∶0.5)。

样品:氯化小檗碱乙醇液、氯化小檗碱标准品液。

小檗胺乙醇液、小檗胺标准品液。

显色:碘蒸气或改良磺化铋钾。

五、注意事项

1. 用硫酸浸泡时,硫酸的浓度以 0.2% 为宜,此时生成的硫酸小檗碱在水中溶解度较大,若加入过量,小檗碱就形成酸式硫酸盐,水中溶解度就降低(1:100),影响小檗碱的提取量。

2. 冷浸时间不宜过长,次数也不宜过多,否则浸出的杂质量也相对增加,冷浸一般 24 h 可浸出 92% 的成分,所以浸出两次即可。

3. 在 pH 8～8.5 时小檗胺沉淀较完全,但不易凝聚,故 80 ℃ 保温,使其凝聚而沉降。

4. 小檗碱精制时调 pH 至 2,是为了使小檗胺等叔胺型生物碱留在溶液中除去,以便得到较纯的小檗碱。操作时若溶液已冷却析出结晶,就应加热成澄明溶液再用盐酸调 pH 至 2。

六、思考题

1. 小檗碱与小檗胺的提取与分离原理是什么?
2. 进行纯化时,为什么用 H_2SO_4 而不用 HCl 而且浓度以 0.2% 为适宜?
3. 展开剂中为什么要加 $NH_3 \cdot H_2O$?
4. 为什么用石灰调 pH 至 12? 如把生石灰改成 NaOH 行否? 如果 pH 偏低,结果会怎样?

七、参考文献

1. 裴月湖主编.天然药物化学实验.北京:人民卫生出版社,2005
2. 杨月主编.天然药物化学实验.北京:中国医药科技出版社,2006

实验十八　从洋金花中提取分离东莨菪碱和莨菪碱

洋金花为茄科曼陀罗属植物白曼陀罗(*Datura metel* L.)及毛曼陀罗(*D. innoxia* Mill.)的花,具有平喘止咳、镇痛、解痉的功效,临床用于哮喘咳嗽、慢性气管炎、外科麻醉。洋金花中含生物碱 0.3%～0.43%,其中东莨菪碱约占 85%,莨菪碱及其消旋体阿托品共约占 15%,其比例随产地、收获时间不同而变化悬殊,可由 3:1 至 18:1 不等。

一、主要成分理化性质

（一）东莨菪碱(scopolamine, hyoscine)

分子式 $C_{17}H_{21}NO_4$，分子量 303.35，黏性液体，$[\alpha]_D^{20} -28°(c=2.7)$，熔点 59 ℃。易溶于热水、乙醇、乙醚、氯仿和丙酮，微溶于苯、石油醚。溶于 9.5 份 15 ℃水，形成水合物结晶体，易被酸、碱水解。提取时切不可使其长时间留于碱性水溶液中，更不可在碱性水溶液中加热。

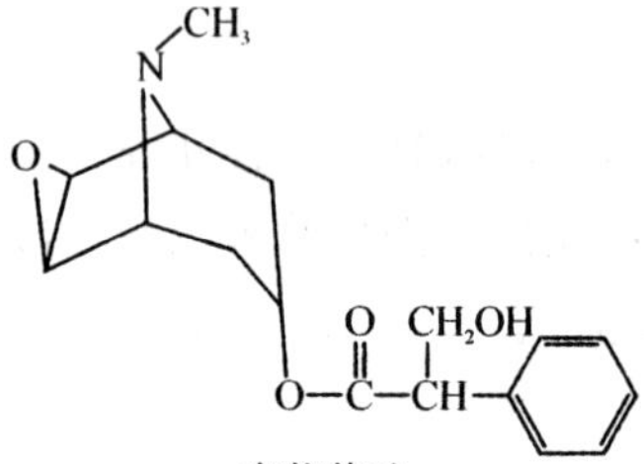

东莨菪碱

（二）莨菪碱(hyoscyamine)

分子式 $C_{17}H_{23}NO_3$，分子量 289.36，四方细针状结晶（乙醇），$[\alpha]_D^{20} -21°$（乙醇），熔点 108.5 ℃。溶于乙醇、氯仿、苯，微溶于水、乙醚，难溶于碱性水（1∶281）。水解性质同东莨菪碱，提取时需注意。

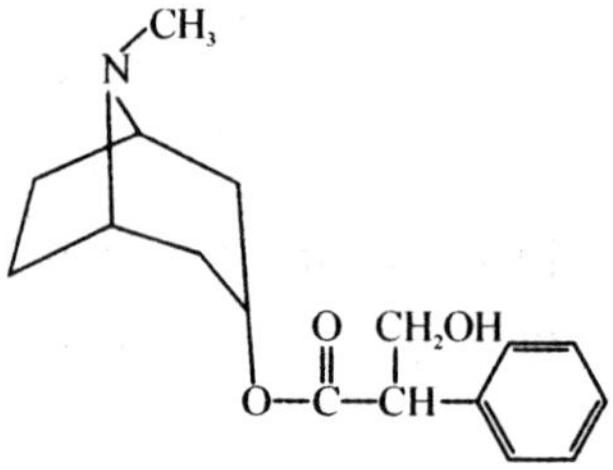

莨菪碱

二、目的要求

1. 通过本实验掌握生物碱的一般提取分离方法。
2. 掌握氧化铝柱色谱分离莨菪碱和东莨菪碱的实验方法，从而了解柱色谱的一般实验操作技术。
3. 了解东莨菪碱和莨菪碱的检识方法。

三、实验原理

本实验利用游离生物碱及其盐均能溶于乙醇的性质,用乙醇回流提取总生物碱,再利用东莨菪碱和莨菪碱碱性不同,及与碱性氧化铝吸附力不同,用氧化铝柱色谱进行分离。

四、操作

(一)提取总碱

取洋金花粗粉 50 g,置 1000 mL 圆底烧瓶中,加 95% 乙醇 300 mL,置水浴上回流提取 1 h,倾出提取液。药渣再用 95% 乙醇 200 mL 水浴回流提取 30 min,倾出提取液;药渣再用 95% 乙醇 200 mL 回流提取 30 min,倾出提取液,三次提取液合并。用玻璃漏斗过滤,滤液回收乙醇至无醇味,浓缩液加 1% 盐酸 100 mL 使溶解,抽滤。滤液用氯仿(40 mL,20 mL,20 mL)萃取脂溶性杂质,酸水液用 10% NaOH 调至 pH 9~10,用氯仿萃取(60 mL,50 mL,30 mL,20 mL)4 次。氯仿液用无水硫酸钠脱水干燥,回收氯仿得总碱。

(二)莨菪碱与东莨菪碱的分离

对这两种生物碱我们用碱性氧化铝干柱色谱进行分离,其操作步骤如下:

1. 装柱

将色谱柱垂直固定在铁支架上,柱底填一块棉花,打开活塞。称取 100~120 目碱性氧化铝 40 g,经漏斗慢慢装入柱中,一边装填,一边用橡皮塞轻轻敲击色谱柱,使其装填均匀紧密,最后使吸附剂表面形成一水平面。

2. 上样

将上述所得总生物碱用少量氯仿溶解,用吸管小心将氯仿溶液加在吸附剂表面上,切勿破坏吸附剂平面。为了防止平面被损坏,可剪一直径同色谱柱内径大小一样的滤纸,小心放在吸附剂平面上,或在其上面加 1~2 cm 厚的石英砂,把氯仿溶液加到滤纸片上或石英砂上。

3. 展开(洗脱)

加样完毕,立即小心加入氯仿(也应注意防止破坏吸附剂平面),展开洗脱。当溶剂前沿到达柱底部时,用 50 mL 锥形瓶收集洗脱液,并控制流速,使每分钟流出液为 60~80 滴,每瓶收集 50 mL。更换锥形瓶,编上序号,并在柱上经常添加氯仿,使溶剂面始终高于吸附剂表面,东莨菪碱先洗脱下来,莨菪碱后洗脱下来。

4. 溶剂回收

按序号分别回收溶剂后,再氧化铝薄层检查,以氯仿—丙酮—乙醇(8:2:1)展开,改良碘化铋钾试剂显色。相同部分合并。

(三)检识反应及薄层检查

1. 生物碱沉淀反应

分别取东莨菪碱、莨菪碱少量,置白瓷板中蒸发到干,加 2 滴稀 HCl 溶解,分别加以下生物碱沉淀试剂:

(1)碘—碘化钾试液;

(2)改良碘化铋钾试液;

(3)苦味酸试液。

观察结果。

2. Vitali 反应

分别取东莨菪碱和莨菪碱少量,置于白瓷板中,加发烟硝酸 5 滴,于水浴上蒸干,放冷后,加 10% KOH 乙醇溶液 2~3 滴,观察颜色变化,并加以解释。

3. 薄层色谱

吸附剂:碱性氧化铝 150~180 目,干法铺板。

展开剂:氯仿—丙酮—乙醇(8:2:1)。

样品:东莨菪碱氯仿溶液、莨菪碱氯仿溶液、东莨菪碱标准品、莨菪碱标准品。

显色剂:改良碘化铋钾,喷洒。

五、注意事项

1. 装柱还可采用湿法,将洗脱剂加到吸附剂中,搅拌成稀糊状,加到层析柱中,使吸附剂依重力自然下沉到柱底部,打开活塞使洗脱剂流出,但要保证溶剂表面始终高于吸附剂表面。干法装柱操作简便、迅速,不受洗脱剂的限制,但柱效不高。

2. 柱色谱和薄层色谱用的氧化铝要注意活度,一般Ⅱ~Ⅲ级即可,活度不够就不能将样品中的成分分开。

六、思考题

1. 解释莨菪碱、东莨菪碱的碱性强弱,并给出实验依据。
2. 做生物碱沉淀反应时,应注意哪些事项?在下结论时应注意哪些问题?

七、参考文献

1. 沈阳药科大学主编.中草药化学实验指导书,1999.10
2. 杨云,冯卫生主编.中药化学成分提取分离手册.北京:中国中医药出版社,1998

实验十九　黄连中盐酸小檗碱的提取、分离与鉴定

黄连系毛茛科植物黄连(*Coptis chinensis* Franch.)的根茎,是一种重要的中药,具有泻火解毒、清热燥湿、清心除烦等功效。其主要有效成分为生物碱。

一、主要化学成分的结构及理化性质

(一)小檗碱(berberine)

也称黄连素,黄色针晶,熔点 154 ℃(乙醚),在 160 ℃时分解。能溶于冷水(1∶20)、热水(1∶8),冷乙醇(1∶100)、热乙醇(1∶12)。在热水和热乙醇中溶解度较大。难溶于丙酮、三氯甲烷、苯、乙醚等极性小的有机溶剂中。

盐酸小檗碱在水中的溶解度较小(1∶500)。小檗碱在黄连中的含量可达 10%左右并以盐酸盐的形式存在。

(二)盐酸小檗碱

黄色针晶,经 X 射线分析证明含 4 分子结晶水,在 60 ℃干燥时可失去部分结晶水。市售盐酸小檗碱为 4 分子含水物与无水物的混合物,加热至 220 ℃(分解)转为小檗红碱(无定形固体),加热至 285 ℃时完全熔融。微溶于冷水,在热水、热乙醇中溶解度较大。

其他的成分还有巴马汀、黄连碱、药根碱等。

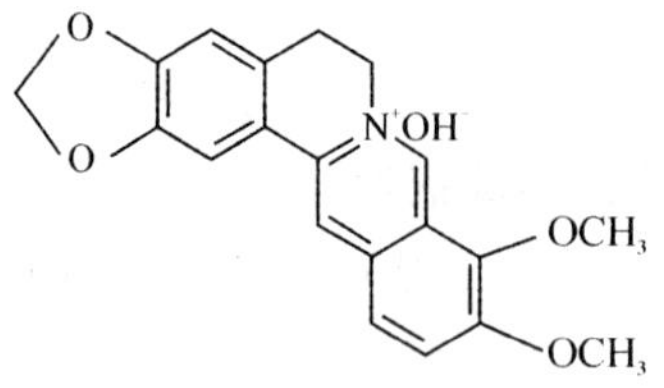

小檗碱 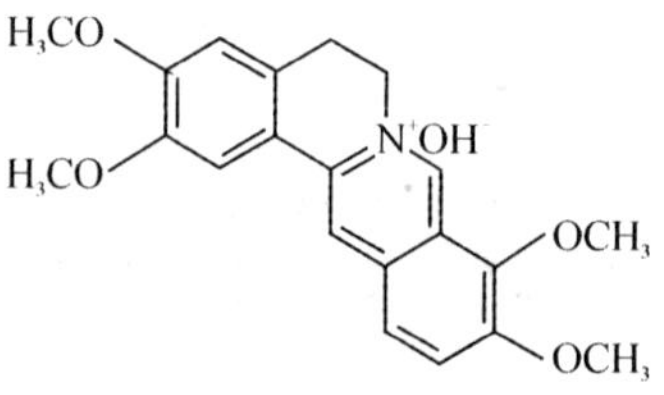　　　　　　　　　　巴马汀

二、目的要求

1. 学习和掌握小檗碱的提取、精制方法。
2. 熟悉小檗碱的检识方法。

三、基本原理

1. 利用小檗碱的硫酸盐在水中的溶解度比较大的性质提取小檗碱。
2. 利用盐析法分离小檗碱。

四、操作

(一)提取分离

取黄连粗粉 20 g,置 1000 mL 搪瓷缸内,加 200 mL 0.2%(V/V)的 H_2SO_4 溶液浸泡 24 h,纱布过滤。滤液于搪瓷缸内,搅拌下加入石灰乳至 pH 12,静置 30 min,抽滤,滴加浓 HCl 至 pH 2~3。滤液中加入计算量 10%(W/V)的 NaCl,搅拌使氯化钠全溶,放置,即有盐酸小檗碱析出,抽滤,得盐酸小檗碱粗品。

(二)重结晶

方法一:取盐酸小檗碱粗品放入适宜的小锥形瓶中,加 70%热乙醇刚好溶解,趁热抽滤,若析出,在水浴上加热全溶,然后塞好瓶塞,放置过夜,即有黄色针状的盐酸小檗碱精品析出。抽滤,用少量蒸馏水洗结晶 3 次,80 ℃以下干燥,称重,计算提取率。

方法二:取盐酸小檗碱粗品放入适宜的小锥形瓶中,加蒸馏水(按 1∶50 的量加入),加热,搅拌使其溶解,趁热抽滤,滤液加盐酸调至 pH 2~3,若有析出,在水浴上加热全溶,然后放置、析晶。滤取结晶,用少量蒸馏水洗结晶约 3 次,80 ℃以下干燥,称重,计算提取率。

(三)小檗碱的鉴定

1. 呈色反应
(1)取氯化小檗碱水溶液数滴,加碘化铋钾试剂数滴,观察现象。
(2)取氯化小檗碱水溶液数滴,加碘—碘化钾试剂数滴,观察现象。
(3)取氯化小檗碱水溶液数滴,加苦味酸试剂数滴,观察现象。
(4)取氯化小檗碱水溶液数滴,加磷钨酸试剂数滴,观察现象。

2. 薄层色谱
层析板:硅胶 G 板,110 ℃,活化半小时。
展开剂:氯仿—甲醇—氨水(4∶1∶3滴)。
样品:氯化小檗碱乙醇液。
氯化小檗碱标准品液。
显色:紫外灯下(365 nm)观察荧光;喷改良的碘化铋钾试剂。
实验结果记录:观察斑点颜色,记录图谱并计算 R_f 值。

五、实验说明及注意事项

用硫酸浸泡时,硫酸的浓度以 0.2% 为宜,此时生成的硫酸小檗碱在水中溶解度较大,若加入过量,小檗碱就形成酸式硫酸盐,水中溶解度就降低(1∶100),影响小檗碱的提取量。

六、思考题

1. 为什么选用氯化钠进行盐析?能否用其他盐类,为什么?
2. 根据盐酸小檗碱的性质,还可以用其他哪些方法进行提取和分离吗?
3. 小檗碱属于哪一类生物碱,可以用盐酸水溶液提取吗?为什么?

七、参考文献

1. 裴月湖主编.天然药物化学实验.北京:人民卫生出版社,2005
2. 杨月主编.天然药物化学实验.北京:中国医药科技出版社,2006

实验二十　汉防己生物碱的提取、分离和鉴定

汉防己(粉防己)是防己科千金藤属植物石蟾蜍(*Stephania tetrandra* S.

Moore)的根,具有解热镇痛作用,中医用于祛风、止痛、利尿、消肿及治疗毒蛇咬伤等。其有效成分是生物碱,总碱含量约为2%,主要有汉防己甲素、汉防己乙素及轮环藤酚碱。汉防己甲素具有镇痛、消炎、降压、肌松、抗菌、抗肿瘤、抗矽肺、抗结核、抗心律失常(Ca^{2+}拮抗剂)、抑制血小板凝集等作用。汉防己乙素具有镇痛、消炎、降压、抗肿瘤、抗血小板凝集等作用。轮环藤酚碱具有松弛横纹肌、阻断神经节、降压、抑制胃收缩等作用。

一、汉防己中主要成分的物理性质

(一)汉防己甲素(粉防己碱,tetrandrine)

分子式$C_{38}H_{42}O_6N_2$,无色针状结晶(丙酮)。有双熔点现象,结晶在126~127 ℃时熔融,153 ℃时固化,温度上升至217~218 ℃时复又熔化。$[\alpha]_D^{20}$ +297°(c=1.00,$CHCl_3$)。汉防己甲素不溶于水、石油醚,易溶于甲醇、乙醇、乙醚、氯仿和苯中,亦溶于稀酸水溶液中。$UV\lambda_{max}^{MeOH}$(nm):282。

(二)汉防己乙素(防己诺林碱,fangchinoline)

分子式$C_{37}H_{40}O_6N_2$,为细棒状结晶(丙酮)。有双熔点现象,熔点为136~137 ℃和238~240 ℃。$[\alpha]_D^{20}$+275°(c=0.57,$CHCl_3$)。本品溶解度与汉防己甲素相似,但极性稍大,故在冷苯中的溶解度小于汉防己甲素。具有隐性酚羟基,不溶于NaOH溶液中。$UV\lambda_{max}^{MeOH}$(nm):282。

(三)轮环藤酚碱(汉己素,cyclanoline)

分子式$C_{20}H_{24}O_4N$,氯化物为无色八面体结晶,熔点214~216 ℃。其碘化物为无色丝状结晶,熔点185 ℃。$[\alpha]_D^{20}$-120°(c=0.67,MeOH)。易溶于水、甲醇、乙醇,难溶于低极性有机溶剂中。$UV\lambda_{max}^{MeOH}$(nm):232。

汉防己甲素　$R_1=R_2=CH_3$
汉防己乙素　$R_1=H, R_2=CH_3$

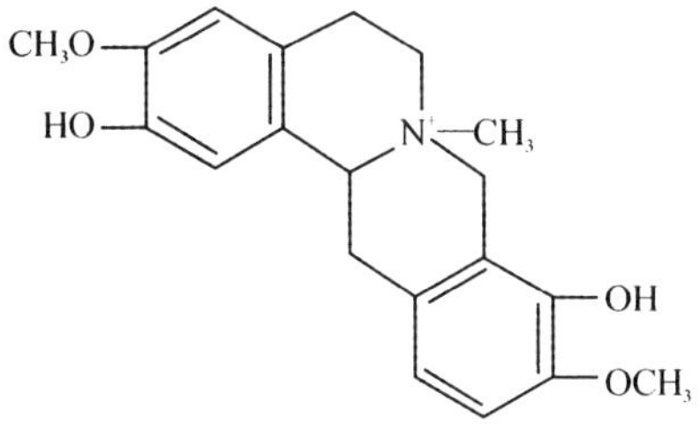

轮环藤酚碱

二、目的要求

1. 掌握总生物碱的提取及脂溶性生物碱和水溶性生物碱、酚性叔胺碱及非酚性叔胺碱、水溶性碱与水溶性杂质分离、纯化的原理和方法。
2. 学习用吸附柱色谱分离生物碱，并掌握一般柱色谱的操作方法。
3. 掌握生物碱的常用鉴定方法。

三、基本原理

根据大多数生物碱或生物碱盐均能溶于乙醇的通性，用乙醇回流提取法提取总碱；利用季铵型生物碱易溶于水，不溶于亲脂性有机溶剂的性质，用溶剂萃取法分离脂溶性生物碱和水溶性生物碱；利用汉防己甲素和汉防己乙素结构上的差异，用吸附柱色谱分离二者，或利用汉防己甲素的极性小于汉防己乙素，在冷苯中溶解度比汉防己乙素大而加以分离；利用季铵型生物碱可与雷氏铵盐产生沉淀的性质，使季铵型生物碱与其他水溶性成分分离。

四、操作

(一) 总生物碱的提取

称取汉防己粗粉 100 g，置于 1000 mL 圆底烧瓶中，加甲醇 400 mL，加热回流 1 h，冷却，抽滤。滤液置 500 mL 烧瓶中，回收甲醇，成糖浆状，得到总生物碱。

(二) 亲脂性生物碱和亲水性生物碱的分离

将糖浆状总提取物置烧瓶中，逐渐加入 1% 盐酸 150 mL，同时充分搅拌，促使生物碱溶解，不溶物呈树脂状析出下沉，静置，抽滤。

滤液置 500 mL 分液漏斗中，用氯仿 100 mL 萃取（除去脂溶性杂质），放出氯仿液，水层加 100 mL 氯仿，滴加浓氨水调至 pH 9～10，振摇萃取，静置分层后放出氯仿层。碱水层再用 100 mL 氯仿萃取 1 次,合并氯仿层,氨性碱水液留待分离水溶性生物碱。氯仿液水浴回收氯仿至干,得脂溶性粗总碱(汉防己甲素、汉防己乙素的混合物)。

总碱用 10 mL 洗脱液溶解备用。

(三)汉防己甲素和汉防己乙素的分离

1. 柱色谱分离法

取中性氧化铝 100 目 50 g,装于 2.5 cm×30 cm 的色谱柱中,干法装柱。取总碱 1～2 mL 上样,以石油醚—丙酮(1:6)洗脱,20 mL 为一流分,收集 5 个流分。回收溶剂,用薄层板检查,和标准品对比,合并相同流分,回收溶剂至干,重结晶,可得汉防己甲素、汉防己乙素精品。

(四)季铵型生物碱的分离纯化

(二)中的氨性碱水液,加 20% 盐酸调至 pH 3～4,滴加雷氏铵盐的饱和水溶液至不再生成沉淀为止。滤取沉淀,用少量水洗涤,抽干,自然干燥,称重。加 20 倍量的丙酮溶解,自然过滤,滤去不溶物,丙酮液通过氧化铝柱除杂质,并用稀丙酮溶液(丙酮:水=5:1)洗至流出液颜色极浅为止,在此洗脱液中加入 0.6% 硫酸银溶液至不再生成沉淀(记录硫酸银溶液的体积)。放置,自然过滤,弃去沉淀。滤液回收大部分丙酮,放冷(如有沉淀物再过滤),小心加入与硫酸银溶液等当量的 10% 氯化钡溶液至白色沉淀不再生成为止。放置,自然过滤,滤液转入蒸发皿中,水浴上浓缩至小体积(约 2～3 mL),趁热转入小三角瓶中,放置析出无色结晶,得轮环藤酚碱盐酸盐。如有必要可用水再重结晶一次。

(五)鉴定

1. 沉淀反应

取留作沉淀反应用的酸水液,分别置于 4 支试管中,加下列试剂 1～3 滴,观察现象:

(1)苦味酸试剂(先将酸水液调至中性,再滴加试剂);
(2)碘—碘化钾试剂;
(3)硅钨酸试剂;
(4)碘化铋钾试剂。

2. 色谱鉴定

薄层板:硅胶 G-CMC-Na 板。

点样:汉防己甲素、汉防己乙素,对照品乙醇溶液。
展开剂:氯仿—丙酮(1∶1)。
展开方式:上行法,在层析缸里放一小杯氨水,展开前饱和 15 min。
显色:改良 Dragendorff 试剂。
观察记录:记录图谱及斑点颜色。

五、注意事项

1. 提取总生物碱时,回收乙醇至稀浸膏状即可,过干时,当加入 1‰ 盐酸后会结成胶状团块,影响提取效果。

2. 酸水液用氯仿洗涤,是为了去除非碱性脂溶性杂质。pH 为 2 时,生物碱全部成盐,一般不被氯仿提取。

六、思考题

1. 汉防己甲素、汉防己乙素在结构与性质上有何异同点?实验过程中,应怎样利用它们的共性和个性?怎样分离?请设计方案。

2. 雷氏铵盐法分离纯化季铵碱有何优缺点?解释雷氏铵盐法分离水溶性生物碱的原理。

3. 分离水溶性与脂溶性生物碱的常用方法有哪些?

4. 萃取过程中怎样防止和消除乳化?

七、参考文献

1. 杨月主编.天然药物化学实验.北京:中国医药科技出版社,2006

2. 中国医学科学院药物研究所.中草药有效成分的研究(第一分册).北京:人民卫生出版社,1972

附　录

附录一　常用溶剂的回收及精制方法

在我们的实验中,常常需要应用很多有机溶剂,这些溶剂用过以后就会混入许多有机及无机物质,并带进了很多水分,除去这些杂质和水分后,这些溶剂就又可以重新使用了。在分析和色谱实验中对溶剂的纯度要求更高。一般重蒸的溶剂或市售工业品均不可直接应用,必须进一步精制,否则将影响实验的结果。现将各种溶剂的再生和精制方法分述如下:

一、石油醚

石油醚是石油馏分之一,主要是饱和脂肪烃的混合物,极性很低,不溶于水,不能和甲醇、乙醇等溶剂无限制地混合。实验室中常用的石油馏分根据沸点不同有下列数种,其再生方法大致相同。

	沸　点	比　重
轻石油醚	35～60 ℃	0.59～0.62
重石油醚	60～80 ℃	0.64～0.66
汽　　油	80～120 ℃	0.67～0.72
汽　　油	120～150 ℃	0.72～0.75

再生方法:用过的石油醚,如含有少量低分子醇、丙酮或乙醚,则置分液漏斗中用水洗数次,以氯化钙脱水,重蒸,收集一定沸点范围内的部分。如含有少量氯仿,在分液漏斗中先用稀碱液洗涤,再用水洗数次,氯化钙脱水后重蒸。

精制方法:工业规格的石油醚用浓硫酸,每公斤加 50～100 g 振摇后放置一小时,分去下层硫酸液,可以溶去不饱和烃类。根据硫酸层的颜色深浅,酌情用硫酸振摇萃取 2～3 次。上层石油醚再用 5% 稀碱液洗 1 次,然后用水洗数次，氯化钙脱水后重蒸。如需绝对无水的，再加金属钠丝或五氧化二磷脱水干燥。

二、环乙烷

沸点81 ℃，性质与石油醚相似。再生时先用稀碱洗涤，再用水洗，脱水重蒸。其精制方法是将工业规格环乙烷加浓硫酸及少量硝酸钾放置数小时后，分去硫酸层，再以水洗，重蒸。如需绝对无水的，再用金属钠丝脱水干燥。

三、苯

沸点80 ℃，比重0.879。不溶于水，可与乙醚、氯仿、丙酮等在各种比例下混溶。纯苯在54 ℃时固化为结晶，常利用此法纯化。

再生方法：用稀碱水和水洗涤后，氯化钙脱水重蒸。

精制方法：工业规模的苯常含有噻吩、吡啶和高沸点同系物如甲苯等，可将苯1000 mL，在室温下用浓硫酸每次80 mL振摇数次，至硫酸层呈色较浅时为止，再经水洗，氯化钙脱水重蒸，收集79～81 ℃馏分。对于甲苯等高沸点同系物，则用二次冷却结晶法除去。苯在54 ℃固化成为结晶，可以冷却到0 ℃，滤取结晶，杂质在液体中。

四、氯仿

沸点61 ℃，比重1.488。不溶于水，易与乙醚、乙醇等混溶。在日光下易氧化分解成Cl_2、HCl、CO_2及光气（$COCl_2$），后者有毒，故应贮在棕色瓶中。氯仿在稀碱水作用下易分解产生甲酸盐，在浓碱水作用下则生成碳酸盐。

再生及精制方法：医用氯仿含有1%酒精作为安定剂，以防止它的分解，可用水洗涤，氯化钙脱水重蒸，收集61 ℃的馏分，贮于棕色瓶中。

五、四氯化碳

沸点77 ℃，比重1.589。极性很低，不溶于水。工业规格的四氯化碳中常含有2%～3%二硫化碳。其除去方法：取1000 mL四氯化碳加5% KOH乙醇溶液100 mL，60 ℃加热30 min，冷却后，用水洗涤（氯化钙或固体），分去水层，再用少量浓硫酸振摇多次，直至硫酸不变色。最后用水洗涤，氯化钙或固体氢氧化钠脱水，加石蜡油少许后蒸馏可得精制品。

附注：氯仿和四氯化碳脱水干燥时，切忌用金属钠，否则将发生爆炸事故。

六、二硫化碳

沸点46 ℃,性质与四氯化碳相似。纯的二硫化碳为无色液体,味香,有毒性,市售工业规模的常含硫化氢、硫氢化碳等分解产物因而其味难闻。二硫化碳久置色变黄。精制时先用金属汞振摇,再用饱和氯化汞冷溶液振摇,最后用高锰酸钾液洗涤后蒸馏而得。

七、乙醚

沸点35 ℃,比重0.714,在水中的溶解度为8.11%。用过的乙醚常含有水及醇,如用水洗涤损失很大,可用饱和氯化钙水液洗涤,同时又可去除乙醇,再以无水氯化钙脱水干燥,重蒸即得。

乙醚久置于空气中,尤其是暴露于日光下,则逐渐氧化成醛、酸及过氧化物。当过氧化物达到万分之几时,蒸馏时有发生爆炸的危险。过氧化物的存在可以用碘化钾溶液与少量乙醚共振摇生成游离碘而检出,其除去法可用稀碱液、高锰酸钾液、亚硫酸钠液顺次洗涤,再用水洗,干燥,重蒸而得。贮存时加少量表面洁净的铁丝或铜以防止氧化。

少量醇类可在乙醚中加少量高锰酸钾粉末和1~2块(10 g左右)氢氧化钠,放置数小时后,在氢氧化钠表面如有棕色的醛缩合树脂生成,重复这一操作直至氢氧化钠表面不生成棕色物为止。然后将乙醚倒入另一瓶内,加无水氯化钙脱水,重蒸而得。如需绝对无水,可将金属钠压成钠丝加入,瓶塞打孔,附一氯化钙管。为了减少蒸发,在氯化钙管上安装一根一端拉成毛细管的玻璃管以与外界相通。

八、丙酮

沸点56 ℃,比重0.792,与水、醇能任意混溶。

再生方法:丙酮中如含有多量的水时,可加食盐或固体碳酸钾等盐类,盐析成两层,分去下层盐水层,上层丙酮液蒸馏收集54~57 ℃馏分,再用无水氧化钙脱水干燥重蒸。

精制方法:

1. 一般工业用丙酮常会有甲醇、醛和有机酸等杂质,精制时加高锰酸钾粉末回流,所加的量应使丙酮一直保持紫色,如不加热,放置3~4天也可。加热后冷却,滤去沉淀,加无水碳酸钾或氯化钙脱水干燥,蒸馏收集。

2. 如丙酮中混有少量乙醇、乙醚、氯仿等溶剂,精制时加 2 倍量的饱和亚硫酸氢钠溶液振摇,生成亚硫酸氢钠丙酮加成体,再在其中加等量的酒精,析出结晶,过滤收集,顺次以酒精、乙醚洗涤,干燥。将此结晶与少量水相混合,加入 10％碳酸钠或 10％盐酸使加成物分解,滤液分级蒸馏,取丙酮之馏分,再加无水氯化钙或碳酸钾脱水干燥,重蒸而得。

注意:丙酮不宜用金属钠或五氧化二磷脱水。

九、乙醇

沸点 78 ℃,比重 0.79。与水能任意混溶,蒸馏时与水共沸,共沸点 78.1 ℃,共沸混溶液含水 4.43％,为 95％乙醇。

再生方法:先在用过的乙醇中加生石灰(氧化钙),每升加 25～50 g,加热回流脱水后,分级蒸馏,收集 76～81 ℃的馏分,含醇 80％～90％。再置圆底烧瓶中,加计算量多一倍的生炭,回流 5 h,再蒸馏收集 76％～78 ℃的馏分,可达 98.5％～99.5％。

如需绝对无水者,可用下列二法之一:

1. 99.5％乙醇 1000 mL,加 27.5 g 苯二甲酸二乙酯和 7 g 金属钠,放置后蒸馏得无水乙醇。

$$C_6H_4(COOC_2H_5)_2 + 2C_2H_5ONa + 2H_2O \rightarrow C_6H_4(COONa)_2 + 4C_2H_5OH$$

2. 98％以上的乙醇 60 mL,置于 2 升圆底烧瓶中,加入 5 g 金属镁、0.5 g 碘,使发生反应促进镁溶解成醇镁,再加 900 mL 乙醇,回流加热 5 h,蒸馏可得 100％乙醇。

$$(C_2H_5O)_2Mg + 2H_2O \rightarrow 2C_2H_5OH + Mg(OH)_2$$

如用以紫外光谱分析,要求较高,普通发酵乙醇常混有少量醛和酮,无水乙醇用苯共沸蒸馏所得者常含有苯、甲苯,均不宜于光谱分析用。其精制法如下:95％普通乙醇 1000 mL,加入 25 mL $(NH_4)_2SO_4$,在水浴上回流加热数小时以除苯及甲苯等杂质。蒸馏,初馏分 50 mL 及残馏分 100 mL 去除。主馏分中加硝酸银 8 g,加热溶解,溶解后再加入粒状氢氧化钾 15 g。回流加热 1 h,此时溶液从黏土色的 AgOH 悬浊液变为黑色的还原银粒凝集沉淀下来。此反应约需 20～30 min。如果黑色沉淀生成很早,表示能被氧化的物质存在较多。蒸馏后的溶液再加入少量硝酸银和氢氧化钾(1∶2,W/W),重复上述操作直至没有黑色沉淀生成为止,再继续加热 30 min,蒸馏,初馏分约 50 mL 及残馏分约 100 mL 去除。主馏分收集,但有可能带入微量的碱和银离子,会促进乙醇的氧化,应重蒸馏一次。由此法制得的乙醇含水 3%~6%,在 206 nm 处透明,200 nm 处有末端吸收。

十、甲醇

沸点 65 ℃,比重 0.79。能与水、乙醇、乙醚、氯仿任何比例混溶,不与水共沸,利用分馏法可得 99.8% 的浓度。绝对无水的甲醇可用镁和碘的方法制得(同乙醇项下)。甲醇有毒,对视神经有损伤,应用和操作时应注意。

精制方法:工业规模的甲醇中主要含丙酮和甲醛杂质,可用硫酸汞酸性溶液与甲醇一起加热,使丙酮生成络合物析出,或与碘的碱性溶液共热使醛或酮氧化成碘仿,然后再分馏精制。

注意甲醇不能用生石灰脱水,因 CaO 能吸收 20% 甲醇,CaO、CH_3OH、H_2O 为一平衡,完全脱水不可能。

十一、乙酸乙酯

沸点 77 ℃,比重 0.90。含水的乙酸乙酯在日光下会逐渐水解为醋酸和乙醇。精制时以 5% 碳酸钠(或碳酸钾)溶液、饱和氯化钙溶液分别洗去醋酸和醇再以水洗,分级蒸馏取乙酸乙酯馏分,再经无水氯化钙脱水干燥后重蒸一次,或在乙酸乙酯中加少量水(每 500 g 加 2 g 水),蒸馏,水和乙醇在第一馏分中即被蒸出。

十二、醋酸

沸点 118 ℃,冰点 16.5 ℃,比重 1.06。纯的醋酸(99%~100%)在较低温度时结成固体,故又称冰醋酸。其精制可用冰冻法,即冷却至 0~10 ℃,醋酸结成结晶,分去液体,结晶加热复熔,再经冷冻一次,可得冰醋酸。

醋酸中如含有乙醇和醛等杂质,可在醋酸中加 2% 左右的重铬酸钾(或钠)后进行分馏,若含有少量水分则加适量的醋酐后进行分馏,收集 117~118 ℃ 的馏分。

十三、吡啶

沸点 116 ℃,比重 0.98。能与水、乙醇、乙醚等混溶;和水共沸,共沸点 92~93 ℃。吡啶中的水分可加适量的固体氢氧化钠,放置,分去析出水层后,再加固体氢氧化钠至无水层分出为止,蒸馏,收集 116 ℃ 馏分,为无水吡啶。

十四、二甲基甲酰胺(简称 DMF)

沸点 153 ℃,比重 0.95。能与水、乙醇、乙醚等许多有机溶剂任意混溶。二甲基甲酰胺与水形成共沸混合物,故含有水分的二甲基甲酰胺不能用分馏法除去,可加无水碳酸钾干燥后,蒸馏精制。

附录二　常用干燥剂性能

化学干燥剂可分两类,一类是与水可以生成水合物的,如硫酸、氯化钙、硫酸铜、硫酸钠、硫酸镁和氯化镁等。另一类是与水反应后生成其他化合物的,如五氧化二磷、氧化钙、金属钠、金属镁、金属钙和碳酸钙等。必须注意的是有些化学干燥剂是一种酸或与水作用后变为酸的物质,也有一些化学干燥剂是碱或与水作用后变为碱的物质,在用这些干燥剂时就应考虑到被干燥物的酸碱性质。应用中性盐类作干燥剂时,如氯化钙,能与多种有机物形成分子复合物,也要加以考虑。因此,在选择干燥剂时首先应了解干燥剂和被干燥物的化学性质是否相容。下面介绍一些实验室常用干燥剂的性能。

一、氯化钙

对固体、液体和气体的干燥均可使用。有干燥能力的是含二分子结晶水的氯化钙($CaCl_2 \cdot 2H_2O$),潮解吸水后成为含六分子结晶水的氯化钙($CaCl_2 \cdot 6H_2O$),加热至30 ℃时成$CaCl_2 \cdot 4H_2O$,至200 ℃恢复为$CaCl_2 \cdot 2H_2O$,如加热至800 ℃则水分完全失去,成为熔融的氯化钙。可以用氯化钙脱水的化合物有烃类、卤代烃类、醚类。对沸点较高的溶剂,干燥后重蒸溶剂时,应将干燥剂滤出,不可一起加热蒸馏,以免被吸去的水分在加热时再度放出。它的缺点是脱水能力不强,并且能和多种有机物生成复合物,如醇、酚、胺、氨基酸、脂肪酸等,因此不可用作为醇等溶剂的脱水干燥剂。

对结构不明的化合物溶液不宜使用氯化钙来干燥。

二、硫酸钠

无水硫酸钠可用作中性、酸性和碱性物质的脱水干燥剂,对有机物没有反应,可以广泛应用,吸水后成为带有十分子结晶水的硫酸钠($Na_2SO_4 \cdot 10H_2O$)。但脱水能力弱而且作用慢,又不能用加热来促使脱水,因为含水的硫酸钠在33 ℃以上又失结晶水,所以对于含水量较多的醇类不宜用作脱水干燥剂。适用于醚、苯、氯仿等溶剂。新买来的应加热焙干后使用。

三、硫酸镁

性质同硫酸钠,吸水效力强一些,与水生成的水合物含7分子结晶水。

四、硫酸铜

制备无水醇时常加以应用,是相当弱的干燥剂。无水硫酸铜浅绿色,生成水合物质($CuSO_4 \cdot 5H_2O$)变蓝,根据变蓝的反应说明吸水过程在进行,故可用来检验溶剂的无水程度。$CuSO_4 \cdot 5H_2O$加热至100 ℃失去四分子结晶水可以由此再生。加热温度不宜增至220~230 ℃,否则就生成碱性盐类失去水合的效力。

五、硫酸钙

无水硫酸钙由石膏加热至160~180 ℃而得,在500~700 ℃灼烧所得的无水硫酸钙几乎不能与水结合。它是强烈干燥剂之一,但吸水量不大,只能达到其全重量的6.6%,吸水后形成相当稳定的水合物$2CaSO_4 \cdot H_2O$。它和其他形成水合物的盐类不同,被干燥的有机液体不需要事先分开,可以放在一起蒸馏。甲醇、乙醇、乙醚、丙酮、甲酸和醋酸用硫酸钙脱水可取得良好的效果。

六、苛性碱

苛性钠(NaOH)和苛性钾(KOH)是碱性干燥剂,适用于干燥有机碱类,如氨气、胺类、吡啶、重氮甲烷,生物碱等。作为干燥器内的干燥剂用来排除被干燥物质挥发出来的酸性杂质时应用更多。苛性钾的效力较苛性钠大60倍,对于酸性物或酮、醛等均不适用。

七、碳酸钾

无水碳酸钾的碱性比苛性碱弱,应用范围较广一些,除适用于碱性物质外,对醇类也适用。

八、氧化钙

俗称生石灰,也是一种碱性干燥剂。实验室常用来制造无水乙醇,因为来源方便,生成氢氧化钙不溶于乙醇,而要得到绝对无水的乙醇,需要用过量很多的氧化钙,对1 g水要5 g块状氧化钙(理论量是3.11 g)。干燥有机碱液体也可用之。氧化钙不适用于甲醇,因CaO、H_2O、CH_3OH三者间与形成的复合物成一平衡,不完全脱水,而且要吸收20%的甲醇。

九、金属钠

金属钠有很强的脱水作用,广泛应用于各种惰性有机溶剂的最后干燥,如用于乙醚、苯、甲苯、石油醚等。由于金属钠有可塑性,脱水时可将钠块周围的杂质切去,用压钠机压成条状放入置有溶剂的容器内,这样使金属钠与液体接触的表面大大增加,不致由于金属钠含有的杂质在钠块表面形成一层薄膜,妨碍进一步与水作用。必须注意对 $CHCl_3$、CCl_4 及其他含有—OH、>C=O 等反应性强的官能团的溶剂都不能用金属钠脱水;含水量多的溶剂也不能用,因为钠遇水发生爆炸,易引起危险事故。

十、浓硫酸

浓硫酸是一种酸性干燥剂,它对许多有机化合物的腐蚀性限制了它在干燥上的应用,因此硫酸多半应用于无机物或作为干燥器内的干燥剂。对于气体,并不是所有中性和酸性气体对硫酸都不起作用,硫酸除了酸的作用外还有氧化作用,例如溴化氢遇到硫酸将大部分被氧化成溴。干燥器内以硫酸为干燥剂的应用很广,但是真空干燥器内应用硫酸应十分小心,因为它在 1 mmHg 压力下有一部分挥发,它的蒸气与干燥物质就能起作用。放在干燥器内的硫酸不需要纯的,在硫酸中可加 1% 硫酸钡(18 g 硫酸钡加在 1 L 硫酸内,比重1.84)。当硫酸吸水浓度降低至 93% 时,即析出 $BaSO_4 \cdot 2H_2SO_4 \cdot H_2O$ 的针状结晶;当硫酸浓度降低至 84% 时,$BaSO_4 \cdot 2H_2SO_4 \cdot H_2O$ 变成很细的结晶,如果发现有细小的硫酸钡结晶出现时,就应该换新硫酸。

十一、五氧化二磷

五氧化二磷即是磷酸酐,吸水后生成磷酸。它的脱水反应是不可逆的,在酸性干燥剂中它的效力最高,可用于一般固体、气体和惰性液体的脱水。碱性物质或有羟基的化合物不宜用五氧化二磷来脱水。它的最大缺点是吸水后表面生成一层很黏的磷酸妨碍它进一步的干燥作用。必须注意五氧化二磷中常含有少量的三氧化二磷,此物大量地与热水作用将生成很毒的磷化氢。

$$2P_2O_3 + 6H_2O = PH_3 + 3H_3PO_4$$

十二、硅胶

二氧化硅与少量水(2%~10%)结合形成的胶状硅胶($SiO_2 \cdot xH_2O$),

称为硅胶,呈无色透明玻璃块状,其中有无数目不能见的细孔,借毛细现象吸收湿气,发挥干燥能力。常用作气体干燥剂,吸水硅胶外观无变化,为了便于观察,可加 $CoCl_2$ 盐,干燥时呈蓝色,吸水后呈淡黄色($CoCl_2$ 用量少时则褪色)。

再生时将硅胶铺在器皿中成一薄层,放入烘箱 150～180 ℃加热,小心勿超过 200 ℃。

下面是各种干燥剂按效力降低的次序排列:

第Ⅰ类	第Ⅱ类	第Ⅲ类
1. P_2O_5	10. $Mg(ClO_4)_2 \cdot 3H_2O$	16. H_2SO_4(95%)
2. Al_2O_3	11. CaO	17. $CaCl_2$(工业无水)
3. B_2O_3	12. $CaCl_2$(无水)	18. $CaCl_2$(颗粒)
4. BaO	13. $CaBr_2$	19. $ZnCl_2$(熔融)
5. $Mg(ClO_4)_2$	14. NaOH(熔融)	20. $ZnBr_2$
6. KOH(熔融)	15. $Ba(ClO_4)_2$	21. $CuSO_4$
7. H_2SO_4		22. $MgSO_4$
8. 硅胶		23. Na_2SO_4
9. $CaSO_4$		

上述三类干燥剂,每一类在干燥空气时,于 25～30 ℃以 1～3 L/min 的速度通过,结果在干燥空气中残留的水分为:

第一类(1～9)　　　$1 \times 10^{-5} \sim 1 \times 10^{-3}$ mg/L
第二类(10～15)　　$1 \times 10^{-2} \sim 1 \times 10^{-1}$ mg/L
第三类(16～23)　　$1 \times 10^{-1} \sim 1 \times 10^{0}$ mg/L

附录三 薄层色谱常用的显色剂

适用范围	显色剂名称	配制方法	使用方法	显色
通用	碘蒸气	将碘结晶置于密闭容器产生饱和碘蒸气	放入 I_2 蒸气数分钟	黄棕色
	硫酸	浓 H_2SO_4-MeOH(1:1)或 5% H_2SO_4 乙醇溶液	喷雾，110 ℃加热 5 min	各种颜色
	磷钼酸试液	5%磷钼酸乙醇溶液	喷雾 120 ℃加热	蓝色
具还原性物质	中性高锰酸钾	0.05% $KMnO_4$ 水溶液	喷雾	淡红色背景黄色斑点
还原糖	草酸苯胺试剂	0.9 g 苯胺溶于 0.05 $mol \cdot L^{-1}$ 草酸水溶液 100 mL 中	喷雾，100 ℃加热	粉红—棕红
糖	茴香醛—硫酸试剂	1 mL 浓 H_2SO_4 加至含 0.5 mL 茴香醛的 50 mL 乙醇溶液中（用时配）	喷雾，105 ℃加热	颜色不一
	α-萘酚-硫酸试剂（Molish's reagent）	21 mL 15% α-萘酚乙醇溶液，13 mL 浓 H_2SO_4，87 mL EtOH，8 mL H_2O，混匀	喷雾，100 ℃加热 3～6 min	蓝色（鼠李糖橙色）
黄酮	碱性试剂	氨气，10% NaOH 或 KOH 甲醇溶液	喷雾前后在日光和紫外灯下观察	本身颜色或荧光加强或改变
	三氯化铝试剂	1% 或 5% $AlCl_3$ 乙醇溶液		
	醋酸镁试剂	2%$Mg(Ac)_2$ 甲醇溶液		
	三氯化铁试剂	1%～2% $FeCl_3$ 乙醇溶液		

续表

适用范围	显色剂名称	配制方法	使用方法	显色
酚	三氯化铁—铁氰化钾试剂	①2% $FeCl_2$ 乙醇溶液 ②2%铁氰化钾水溶液 使用时①、②等量混合	喷雾	蓝—紫色
挥发油	香草醛—硫酸试剂	5%香草醛乙醇溶液 100 mL,临用加 4 mL 浓 H_2SO_4	喷雾,110 ℃加热	各种颜色
	茴香草醛—硫酸试剂	1 mL 浓硫酸加入 50 mL 冰醋酸中,冷却后加 0.5 mL 茴香醛	喷雾,105 ℃加热	各种颜色
有机酸	甲红—溴酚蓝指示剂	1 g 甲红、3 g 溴酚蓝溶于 95% EtOH 1000 mL	如展开剂有 HAc,先于 120 ℃挥去喷雾	黄色背景显红色斑点
	溴甲酚绿指示剂	溴甲酚绿 0.04 g 溶于 100 mL EtOH,加 0.1 mol·L^{-1} NaOH 至蓝色刚刚出现		蓝色背景显黄色斑点
皂苷	血球试液	取羊血或兔血 1 份,加玻璃球不断震摇,除去玻璃球和凝集的血蛋白,加 pH 7.4 磷酸缓冲液 7 份稀释而成	喷雾	红色背景显白色斑点
皂苷、萜	磷钼酸试剂	25%磷钼酸乙醇溶液	喷雾,140 ℃加热 5~10 min	深蓝色
皂苷、强心苷、甾、萜	三氯化锑试剂	25%或饱和三氯化锑三氯甲烷溶液	喷雾,100 ℃加热 5 min	各种颜色
甾体、三萜	氯磺酸—乙酸试剂	氯磺酸—乙酸(1∶2)	喷雾,130 ℃加热 5 min	各种颜色紫外灯下观察

续表

适用范围	显色剂名称	配制方法	使用方法	显色
氨基酸	茚三酮试剂	茚三酮 0.3 g 溶于正丁醇 100 mL,加冰醋酸 3 mL 或 0.2 g 乙醇溶液	喷雾,110 ℃加热	蓝紫色
	1,2-萘醌-4-磺酸试剂	1,2-萘醌-4-磺酸 0.02 g 溶于 5% 碳酸钠溶液 100 mL 中(用前配制)	喷雾,室温干燥	各种颜色

附录四　常用试剂配制及显色方法

一、通用显色剂

(一)重铬酸钾—硫酸

5 g 重铬酸钾溶于 100 mL 40% 硫酸中，喷洒，150 ℃加热。不同化合物显不同颜色斑点。一般有机物均能显色。

(二)碘

(1)碘蒸气。在一密闭的玻璃缸内预先放入碘片使空气被碘蒸气饱和，将薄层或纸层放入缸内吸碘数分钟，很多化合物显黄棕色斑点。一般有机物均能显色。

(2)0.5%碘—氯仿溶液。喷洒，很多化合物显黄棕色斑点；挥散过量的碘再喷 1%淀粉水溶液，斑点转成蓝色。一般有机物均能显色。

(三)磷钼酸试剂

5%磷钼酸乙醇溶液，喷洒，120 ℃烤，还原性物质显蓝色。检查还原性成分。

(四)磷钨酸试剂

20%磷钨酸乙醇溶液，喷洒，120 ℃烤，还原性物质显蓝色。检查还原性成分。

(五)碱性高锰酸钾试剂

溶液Ⅰ:1%高锰酸钾溶液；溶液Ⅱ:5%碳酸钠溶液。使用时溶液Ⅰ和溶液Ⅱ等量混合。喷洒，在淡红色背景上显黄色斑点。检查还原性成分。

(六)中性 0.05%高锰酸钾溶液

0.05%高锰酸钾溶液，喷洒，在淡红色背景上显黄色斑点。检查易还原性成分。

(七)硝酸银—氢氧化铵(Tollen's-Zaffaroni)试剂

溶液Ⅰ:0.1 mol·L^{-1}硝酸银溶液；溶液Ⅱ:5 mol·L^{-1}氢氧化铵溶液。临用前溶液Ⅰ和溶液Ⅱ以 1∶5 混合。喷洒，105 ℃烤 5～10 min，还原性物质显黑色斑点。

注意:放久则形成爆炸性的叠氮化银!

(八)四唑蓝试剂

溶液Ⅰ:0.5%四唑蓝甲醇溶液;溶液Ⅱ:25%氢氧化钠溶液。临用前溶液Ⅰ和溶液Ⅱ等量混合。喷洒,室温放置或微热,显紫色斑点。检查还原性物质。

(九)浓硫酸试剂

浓硫酸—甲醇(1:1)溶液,或5%硫酸乙醇溶液,喷洒,110 ℃烤 15 min,各种物质显不同颜色斑点。一般有机物均能显色。

(十)荧光显色剂

喷洒以下任一溶液:①0.2% 2,7-二氯荧光素乙醇溶液;②0.01%荧光素乙醇液;③0.1%桑色素乙醇溶液;④0.05%罗丹明 B 乙醇溶液。不同的物质在荧光背景上可显黑色或其他荧光斑点。

(十一)荧光素—溴试剂

溶液Ⅰ:0.1%荧光素乙醇溶液;溶液Ⅱ:5%溴 CCl_4 溶液。喷洒溶液Ⅰ,然后放在盛有溶液Ⅱ的层析缸内,待生成黄色斑点,在紫外光下检查荧光,红色底板上显黄色荧光斑点。检查不饱和化合物。

二、生物碱通用显色剂

(一)碘化铋钾(Dragendorff)试剂

溶液Ⅰ:硝酸铋 0.85 g 溶于冰乙酸 10 mL,加水 40 mL;溶液Ⅱ:碘化钾 0.8 g 溶于水 20 mL;储存液:溶液Ⅰ和Ⅱ等量混合置棕色瓶中可以长期保存。显色剂:储存液 1 mL 与冰乙酸 2 mL,加水 10 mL 混合,用前配制。喷洒,生物碱和某些含氮化合物显橙红色。

(二)碘化铂钾(碘铂酸)试剂

10%六氯铂酸溶液 3 mL 和水 97 mL 混合,加 6%碘化钾溶液 100 mL,混合均匀,临用前配制。喷洒不同的生物碱,显不同的颜色。

(三)碘—碘化钾(Wagner)试剂

1 g 碘和 10 g 碘化钾溶于 50 mL 水,加热,加冰醋酸 2 mL,用水稀释到 100 mL。滴加,生物碱显棕褐色沉淀。

(四)硫酸铈—硫酸试剂(改良 Sonnenschein 试剂)

0.1 g 硫酸铈悬浮于 4 mL 水中,加三氯乙酸 1 g,加热煮沸,放置冷却,逐滴加入浓硫酸直到浑浊消失为止。喷洒,110 ℃烤几分钟,不同的生物碱显不同的颜色。

(五)碘化汞钾(Mayer)试剂(沉淀溶剂)

1.35 g $HgCl_2$(毒!)和碘化钾 5 g 各溶于 20 mL 蒸馏水中,将两溶液混合,加蒸馏水稀释使成 100 mL。滴加,生物碱产生白色沉淀。

(六)硅钨酸(Bertrand)试剂(沉淀试剂)

5 g 硅钨酸溶于 100 mL 蒸馏水中,加稀盐酸使 pH 为 2。滴加,生物碱产生白色至褐色沉淀。

(七)苦味酸试剂

1 g 苦味酸溶于 100 mL 水中。滴加,生物碱产生黄色晶形沉淀。

(八)鞣酸试剂

1 g 鞣酸加 1 mL 乙醇溶解,再加水至 10 mL。滴加,生物碱产生白色至黄色沉淀。

(九)盐酸(Ehrlich)试剂

1 g 对二甲氨基苯甲醛溶于 25 mL 36%盐酸溶液,和 75 mL 甲醇混合。喷洒,于 50 ℃加热 20 min。吲哚衍生物及胺类呈不同颜色的斑点。

三、强心苷显色剂

(一)碱性 3,5-二硝基苯甲酸(Kedde)试剂

2% 3,5-二硝基苯甲酸甲醇溶液与 5%氢氧化钾溶液用前按 1∶1 混合。滴加或喷洒,强心苷显紫红,几分钟后褪色。

(二)三氯乙酸—氯胺 T 试剂

试剂Ⅰ:25%三氯乙酸乙醇或氯仿溶液,配制后可放置数日;试剂Ⅱ:3%氯胺 T 水溶液。用前按每 4 mL 试剂Ⅰ与新配制的试剂Ⅱ 1 mL 混合。喷洒,110 ℃烤 7~10 min,各种皂苷显红—紫色。

(三)磷酸—溴试剂

溶液Ⅰ:10%磷酸溶液;溶液Ⅱ:溴化钾饱和溶液、溴酸钾饱和溶液、25%盐酸溶液按 1∶1∶1 混合。喷洒Ⅰ后,在 125 ℃烤 12 min,趁热喷溶液Ⅱ,皂苷在紫外光下显不同颜色。

(四)醋酐—浓硫酸试剂(Liebermann Burchard 试剂)

取 0.1~0.2 mg 样品,置蒸发皿中,于水浴上蒸干,残渣加入少量冰醋酸使其溶解,再加入醋酐、浓硫酸(19∶1)试液。甾类、三萜类成分或皂苷呈现红紫色并变成绿色。

(五)亚硝基铁氰化钠试剂(Legal 试剂)

1 g 亚硝基铁氰化钠溶于 100 mL 2 mol·L^{-1}氢氧化钠—乙醇(1∶1)的水溶液中。喷洒,强心苷显红色或紫色斑点。

(六)碱性苦味酸试剂(Baljet 试剂)

0.9 g 苦味酸溶于 25 mL 甲醇,再加入 1% 氢氧化钠 2.5 mL,用蒸馏水稀释至 50 mL。滴加,15 min 后,强心苷显红色斑点。

四、甾体、三萜及其苷类显色剂

(一)25% 磷钼酸乙醇溶液

喷后在 140 ℃加热 5~10 min,皂苷元均呈深蓝色。

(二)三氯化锑试剂

25% 或饱和三氯化锑氯仿溶液。喷洒,100 ℃烤 5 min,皂苷在日光下或紫外光下显不同颜色。

(三)硫酸—甲醇(1∶1)试剂

喷后加热,不同的皂苷元可显红褐色、紫色、黄色或黑色,所显颜色与温度无关。

(四)氯磺酸—乙酸(1∶1)试剂

喷后 130 ℃加热 5 min,各种皂苷元可显天蓝紫、粉红、淡棕等色,在紫外光下显不同的荧光。

(五)三氯乙酸试剂

3.3 g 三氯乙酸溶于 10 mL 氯仿溶液,再加入 1~2 滴 30% 过氧化氢溶液。滴加,60 ℃加热,显红色—紫色为甾体皂苷,在 100 ℃显色为三萜皂苷。

(六)香草醛—硫酸试剂

1 g 香草醛溶于 100 mL 硫酸中,或 0.5 g 香草醛溶于 100 mL 硫酸—乙醇(4∶1)中。喷洒,于 120 ℃加热,呈红、黄、紫等色。检查高级醇、酚、甾体、萜类、芳香油。

(七)三氯化锑—乙酸

三氯化锑 20 g 溶于乙酸 20 mL 与氯仿 60 mL 混合液中。检出物:甾类与二萜类。喷洒,100 ℃加热 5 min,紫外光波下二萜类斑点呈红黄—蓝紫色。

五、氰苷鉴定试剂

(一)苦味酸试纸

将定性滤纸剪成长 7 cm,宽 0.5～0.7 cm 的小条,浸入 1%苦味酸溶液中,取出阴干或吹干备用,临用时滴上 1 滴 10%碳酸钠溶液使之湿润。氰苷于酸性条件下加热,生成氢氰酸,遇碳酸钠后生成氰化钠,再和苦味酸作用,使苦味酸试纸变为橙红色或红色。

(二)普鲁士蓝试剂

溶液Ⅰ:10%硫酸亚铁溶液(用前配制);溶液Ⅱ:5%三氯化铁溶液。取样品粉末 0.5 g 置于试管中,加水湿润,立即用经 10%氢氧化钾溶液湿润的滤纸将试管口包紧,于热水浴上加热 10 min 后,在滤纸上加溶液Ⅰ、稀盐酸和溶液Ⅱ各 1 滴,滤纸显蓝色为阳性。

六、黄酮类显色剂

(一)盐酸—镁粉试剂

取 1 mL 乙醇提取溶液于试管中,加镁粉少许振摇,滴加几滴浓盐酸,1～2 min 内即出现颜色。多数黄酮醇、二氢黄酮及二氢黄酮醇类显红色或紫红色,黄酮类呈橙色,异黄酮及查耳酮类无变化。

(二)三氯化铝试剂

1%或 5%三氯化铝乙醇溶液。滴加或喷洒,黄酮醇、5-羟基黄酮显鲜黄色。

(三)中性醋酸铅或碱式醋酸铅试剂

饱和中性醋酸铅或碱式醋酸铅溶液。滴加,邻二酚羟基或酚羟基黄酮可产生黄色、红色或橙红色沉淀。

(四)醋酸镁试剂

1%醋酸镁甲醇溶液。滴加,加热干燥,置紫外光下,二氢黄酮及二氢黄酮醇类等显天蓝色荧光,黄酮类、黄酮醇类和异黄酮类等显黄色、橙色或棕色。

(五)锆—柠檬酸试剂

溶液Ⅰ:2%二氯氧化锆($ZrOCl_2$)甲醇液;溶液Ⅱ:2%柠檬酸甲醇溶液。滴加溶液Ⅰ 1 mL,5-羟基黄酮和3-羟基黄酮类显鲜黄色,显色后,再加溶液Ⅱ 1 mL,则5-羟基黄酮类可褪色。

(六)硼氢化钾试剂

溶液Ⅰ:2%硼氢化钾(钠)甲醇溶液,必须新鲜配制;溶液Ⅱ:浓盐酸。先喷Ⅰ,5 min后放入盐酸蒸气槽内。双氢黄酮化合物显红、橙红色。

(七)Shinoda试剂

制备硅胶薄层时,加入2%(W/W)锌粉混合,在混有锌粉的硅胶薄层上喷盐酸,黄酮醇显红紫色。如展开剂为酸性,可在展开后先喷锌—丙酮混悬液,再喷盐酸溶液。

七、醌类显色剂

(一)Borntrager试剂

2%氢氧化钠或2%碳酸钠甲醇溶液。喷洒或滴加碱溶液,则颜色变深或变色,蒽醌及其苷在紫外光下显黄、红、橙色荧光斑点。

(二)硼酸试剂

1%硼酸溶液。喷洒,紫外光下显黄、红、橙色荧光斑点。

(三)醋酸镁试剂

0.5%醋酸镁甲醇溶液。喷洒,90 ℃烤5 min,蒽醌及其苷显橙色—紫色斑点。

(四)乙酸铝试剂

0.5%乙酸铝溶液。喷后紫外光下显荧光。

八、酚类显色剂

(一)Emerson试剂(4-氨基安替比林/铁氰化钾(Ⅲ))

溶液Ⅰ:4-氨基安替比林1 g溶于乙醇100 mL;溶液Ⅱ:铁氰化钾(Ⅲ)4 g溶于水50 mL,用乙醇稀释至100 mL。先喷溶液Ⅰ,在热空气中干燥5 min,

再喷溶液Ⅱ,再于热空气中干燥 5 min,然后将板置于含有氨蒸气(25%氨溶液)的密闭容器中。酚类、芳香胺类呈橙—淡红色斑点。挥发油在亮黄色背景下呈红色斑点。

(二)铁氰化钾—三氯化铁试剂

溶液Ⅰ:1%铁氰化钾水溶液;溶液Ⅱ:2%三氯化铁乙醇溶液。临用前将溶液Ⅰ和溶液Ⅱ等量混合。喷洒,酚类显蓝—紫色斑点。

(三)Gibb's(2,6-二溴苯醌氯亚胺)试剂

溶液Ⅰ:0.5% 2,6-二溴苯醌氯亚胺乙醇溶液;溶液Ⅱ:1%氢氧化钾乙醇溶液。先滴加溶液Ⅱ,使 pH 为 9~10,再滴加溶液Ⅰ。酚类呈蓝色斑点。

(四)三氯化铁试剂

1%~5%三氯化铁的 0.5 mol/L 盐酸溶液或乙醇溶液。滴加或喷洒,酚类呈蓝色,羟酰胺酸呈红色。

(五)牢固兰 B 试剂

溶液Ⅰ:新配的 0.5%牢固兰 B 盐的水溶液;溶液Ⅱ:0.1 mol/L 氢氧化钠溶液。先喷溶液Ⅰ,再喷溶液Ⅱ,在可见光下显棕、紫或绿色。

(六)香草醛—盐酸试剂

0.5 g 香草醛溶解于 50 mL 的盐酸中。喷洒,间苯二酚和间苯三酚结构化合物显红色。

九、内酯、香豆素类显色剂

(一)异羟肟酸铁试剂

溶液Ⅰ:7%盐酸羟胺甲醇溶液;溶液Ⅱ:10% KOH 甲醇溶液;溶液Ⅲ:1%三氯化铁试液。滴加溶液Ⅰ、Ⅱ数滴,沸水浴微热 3~4 min,冷却后,用稀盐酸调节 pH 至 3~4,加溶液Ⅲ,香豆素溶液显红色或紫色。

(二)稀氢氧化钠溶液

喷洒,薄层在紫外灯下香豆素显荧光。

十、挥发油显色剂

(一)茴香醛—浓硫酸试剂

浓硫酸 1 mL 加到冰醋酸 50 mL 中,冷却后加茴香醛 0.5 mL。必须临用

时配制。喷洒,150 ℃烤,挥发油中各成分显不同颜色。

(二)碘化钾—冰乙酸—淀粉试剂

溶液Ⅰ:4%碘化钾溶液10 mL与冰乙酸40 mL混合,再加锌粉一小匙过滤;溶液Ⅱ:新制的1%淀粉溶液。先喷溶液Ⅰ,5 min后大量喷溶液Ⅱ,直喷到薄层透明为止。斑点显蓝色则为过氧化物。

(三)对二甲氨基苯甲醛试剂

对二甲氨基苯甲醛0.25 g溶于冰乙酸50 g、85%磷酸5 g和水20 mL的混合液中。此试剂储于棕色瓶中能稳定数日。检出物与其前体在室温或80 ℃烤10 min,显深蓝色。

(四)2,4-二硝基苯肼试剂

1 g 2,4-二硝基苯肼、36%盐酸10 mL加到乙醇1000 mL中。喷洒,醛和酮化合物显黄色。

(五)硝酸铈铵试剂

硝酸铈铵6 g溶于2.5%硝酸溶液100 mL。喷洒,醇在黄色背景下显棕色斑点。

(六)钒酸铵(钠)-8-羟基喹啉试剂

1%钒酸铵(钠)溶液1 mL和25% 8-羟基喹啉的6%乙醇溶液1 mL混合,用苯30 mL振摇,分出灰蓝色的苯溶液使用。喷洒,微加热,蓝灰色背景上显棕色斑点。

十一、有机酸显色剂

(一)溴酚蓝试剂

0.1%溴酚蓝乙醇溶液,用0.1 mol·L^{-1}氢氧化钠溶液调至微碱性。喷洒,蓝色背景上显黄色斑点。

(二)二氯靛酚试剂

2,6-二氯靛酚0.1 g溶于95%乙醇100 mL。喷洒,加热片刻,在天蓝色背景上显粉红色。如加热时间延长,则酮酸转变为白色,而其他羧酸不变,故可识别酮酸。

(三)芳香胺—还原糖试剂

苯胺5 g和木糖5 g溶于50%乙醇100 mL。喷洒,125~130 ℃烘烤,有机酸显棕色斑点。

十二、氨基酸显色剂

(一)茚三酮试剂

试剂Ⅰ：0.3 g 茚三酮溶于正丁醇 100 mL 中,加冰乙酸 3 mL；试剂Ⅱ：0.2 g 茚三酮溶于乙醇 100 mL 中。滴加或喷洒,100 ℃加热 5 min,氨基酸、氨及氨基糖显出蓝紫色。

(二)吲哚醌试剂

吲哚醌 1 g 溶于乙醇 100 mL 中,加冰乙酸 10 mL。喷洒,100 ℃加热 10 min,氨基酸、多肽显出蓝、红、桃红或棕色斑点。

(三)1,2-萘醌-4-磺酸钠试剂(Folin 试剂)

1,2-萘醌-4-磺酸钠 0.02 g 溶于 5%碳酸钠溶液 100 mL 中,新鲜制备。喷洒,在室温干燥,不同的氨基酸产生不同颜色。

(四)双缩脲试剂

1.5 g 硫酸铜($CuSO_4 \cdot 5H_2O$)和 6.0 g 酒石酸钾钠($KNaC_4H_4O_6 \cdot 4H_2O$)溶解在 500 mL 水中,搅拌下加入 300 mL 10% NaOH 溶液,用水稀释到 1 L,储存于塑料瓶中或内壁涂以石蜡的瓶中。此试剂可长期保存。若储存瓶中有黑色沉淀出现,则需要重新配制。滴加,蛋白质、多肽显紫色。

十三、糖类显色剂

(一)茴香醛—硫酸试剂

浓硫酸 1 mL 加到含茴香醛 0.5 mL 的乙醇溶液 50 mL 中,必须临用前配制。喷洒,100~105 ℃烤,各种糖显不同颜色。

(二)苯胺—二苯胺—磷酸试剂

二苯胺 4 g、苯胺 4 mL 及 85%磷酸 20 mL 溶于丙酮 200 mL 中。喷洒,85 ℃烤 10 min,各种糖显不同颜色。

(三)茴香胺—邻苯二甲酸试剂

1.23 g 茴香胺及 1.66 g 邻苯二甲酸溶于 100 mL 95%乙醇中。喷雾或浸渍,100 ℃烤 10 min,己糖显绿色,6-去氧己糖显黄绿色,戊糖显红紫色,糖醛酸显棕色。

(四)苯胺—邻苯二甲酸试剂

苯胺 0.39 g 和邻苯二甲酸 1.66 g 溶于 100 mL 饱和丁醇中。喷洒,105~110 ℃烤 10 min,糖显红棕色。

(五)α-萘酚—硫酸试剂

15% α-萘酚乙醇溶液 21 mL、浓硫酸 13 mL、乙醇 87 mL 及水 8 mL 混匀后使用。喷洒,100 ℃烤 3~6 min,多数糖显蓝色,鼠李糖显橙色,所显颜色于室温下稳定 2~3 d。

(六)1,3-二羟基萘酚—磷酸试剂

0.2% 1,3-二羟基萘酚乙醇溶液 100 mL 与 85%磷酸 100 mL 混合后使用。喷洒,105 ℃烤 5~10 min,酮糖显红色,醛糖显蓝色。

(七)3,5-二氨基苯甲酸—磷酸试剂

3,5-二氨基苯甲酸二盐酸盐 1 g 溶于 80%磷酸 25 mL,加水稀释至 60 mL。喷洒,100 ℃烤 15 min,2-去氧糖在日光下显棕色,在紫外光下显黄绿色荧光。

(八)对硝基苯胺—过碘酸试剂

溶液Ⅰ:饱和偏高碘酸溶液 1 份加水 2 份稀释;溶液Ⅱ:1%对硝基苯胺乙醇溶液 4 份与盐酸 1 份混合。先喷溶液Ⅰ,放置 10 min,再喷溶液Ⅱ,去氧糖显黄色,紫外光下显强荧光;再喷 5%氢氧化钠醇溶液,颜色转绿,乙二醇同样显色。

(九)斐林试剂(Fehling)

溶液Ⅰ:6.9 g 硫酸铜溶于 100 mL 水中;溶液Ⅱ:34.6 g 酒石酸钾钠和 10 g 氢氧化钠溶于 100 mL 水中。临用前等量混合。滴加,沸水浴中加热,多糖及苷产生砖红色沉淀。

十四、鞣质显色剂

(一)氯化钠明胶试剂

1 g 明胶溶于 50 mL 水中,加 10 g NaCl 使其溶解,加水稀释至 100 mL,保存期 2~3 个月(100 ℃)。滴加,鞣质产生白色浑浊或沉淀。

(二)新鲜石灰水

新鲜石灰水上清液。滴加,鞣质产生青灰色或棕红色沉淀。